口腔癌取扱い規約

General Rules for Clinical and Pathological Studies on Oral Cancer

第 2 版
2019年3月

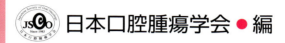 日本口腔腫瘍学会・編

March 2019（The 2nd Edition）
Japanese Society of Oral Oncology

金原出版株式会社

第2版 発刊にあたり

　一般社団法人日本口腔腫瘍学会による『口腔癌取扱い規約』の第1版が発刊されて早9年が経過した。その間に口腔癌治療は，新規抗悪性腫瘍薬や新しい放射線療法，革新的な免疫チェックポイント阻害薬の出現など目まぐるしく変化し，年々そのスピードが速まっているといえる。また，加えてUICCのTNM分類も新しく第8版になったことなどから，取扱い規約の改訂も当然必要となり，早い発刊が期待されていた。ようやく皆様の前に上梓できることになり日本口腔腫瘍学会理事長として大変うれしく思っている。

　思えば第1版出版の際には，口腔癌の実臨床に即した取扱い規約をとにかく作成したいとの強い思いでワーキンググループが組織され，委員一同一致団結して文字通り必死に取り組み作成したことを記憶している。今回の第2版の委員の先生方もその熱意と意思を継承し，長時間の議論と検討，試行錯誤を加えながらようやくここに完成を見たものである。

　口腔は，摂食，嚥下，構音，呼吸，整容などにおいて重要な役割を果たす器官である。その重要な器官である口腔と顎顔面領域をその専門家として日々捉え，診療に当たってきたひとりの医療者としても，口腔癌治療における礎となる第2版の本規約が出来上がったことは誠に大きな意義を持つものであると考える。

　本作成にあたり，中心となり精力的に取り組んでいただいた口腔癌取扱い規約検討委員会の太田嘉英委員長と野口忠秀副委員長をはじめ，各専門分野の委員の先生方には，大変な労力を惜しみなく発揮していただいたことに敬意を表すとともに拝謝する。また，ご助言をいただいた公益社団法人日本口腔外科学会，特定非営利活動法人日本臨床口腔病理学会，特定非営利活動法人日本歯科放射線学会の関連3学会に謝意を表します。

　本取扱い規約が口腔癌治療の専門医のみならず，外科系医師，病理専門医あるいは関連する医療職の方々に広く活用され，臨床および研究に大きく役立つことを切に願っている。

2019年1月

一般社団法人日本口腔腫瘍学会 理事長
奈良県立医科大学口腔外科学講座教授
桐田　忠昭

第 2 版　序

　『口腔癌取扱い規約第1版』は2010年1月に発刊され約9年を経過し，このたび改訂に至った．この間に起きた重要なことは全国がん登録の開始，UICCによるTNM改訂，WHO分類の改訂である．

　改訂第2版の作成にあたり最も重要視したことは，利用者にとって使い勝手がよいことである．2016年1月1日より開始された全国がん登録は，基本的にUICC分類を用いることになっているため，TNMに関してはUICC分類に忠実なものとした．今回のUICC第8版の改訂はT因子に深達度 depth of invasion：DOI，N因子に節外浸潤 extranodal extension：ENEの評価が加わった．さらに第8版刊行後に修正がなされたため臨床現場では混乱が見られている．そのため本委員会ではUICC本部に問い合わせを行い，修正の予定を予め把握し，第2版には修正後の最新のTNMを記載した．またわかりにくい表現に対しては委員会としての解釈を注釈として記載した．UICC分類はAJCC分類をもとに作成されている．なお，日本語訳にあたっては他領域との整合性をもって翻訳されるため，直訳とは異なる語彙がしばしば登場する．そこで委員会ではUICC本部への問い合わせ，AJCC分類，他領域の規約等を参考に，UICC-TNM作成者の意図を酌み，解釈の差が表れにくい注釈となるよう十分な議論を行った．一方，UICC分類は世界標準の分類であるため，世界各地域による診断のmodalityに差があることを前提に作成されている．今回新たに加わったDOIに関しても，評価法に関しては臨床的所見を除いて明確な規定はない．日本においてはTNM評価のために精密な画像診断が行われることが多いと思われるが，施設の事情やUICCの概念を考慮して，画像診断による評価法はあえて規定しなかった．

　現在，日本癌治療学会では『領域横断的癌取扱い規約』（以下統括規約）の作成が行われているが，この策定も本委員会において口腔癌取扱い規約第2版と並行して行ってきた．統括規約は全領域同一の書式で記載されることを目標とされたため，規約の重要部分がサマライズされ一目でわかるように工夫した．第2版においては巻頭に統括規約を配置した．また第1版の重要部分は参考資料として巻末にまとめた．今後の改訂においてもより使い勝手の良いものになるよう，会員の先生方にはぜひご意見をお寄せいただきたいと考えている．

口腔癌取扱い規約は口腔癌を扱うすべての医療者にとって有用であることが求められることから，歯科医師だけでなく医科側から日本頭頸部癌学会理事長の林　隆一先生，放射線治療学の分野から不破信和先生，臨床腫瘍学の分野から本間義崇先生に委員にご就任いただき多大なるご協力を頂戴した。第2版は会員の先生方から頂戴した様々なご意見やご指導，そして委員の先生方，そして何よりも第1版の編集に携われた諸先輩の多大なご努力の賜物であり，ここに深甚なる謝意を表します。

日本口腔腫瘍学会　口腔癌取扱い規約検討委員長
太田　嘉英

委員長　　　　太田　嘉英

副委員長　　　野口　忠秀

病理小委員会委員長
　　　　　　　長塚　　仁

委　員　　　　有地榮一郎　　上田　倫弘　　鵜澤　成一　　大倉　正也
　　　　　　　桐田　忠昭　　林　　孝文　　林　　隆一　　伏見　千宙
　　　　　　　不破　信和　　本間　義崇　　三浦　雅彦　　森　　泰昌
　　　　　　　柳下　寿郎　　八木原一博　　柳本　惣市　　山城　正司

オブザーバー　原田　浩之

協力執筆者　　長谷川和樹

　なお，病理については日本臨床口腔病理学会・口腔癌診断基準検討委員会に多大なご協力をいただいた。

日本臨床口腔病理学会・口腔癌診断基準検討委員会
　　　　　　　長塚　　仁（委員長）　　小川　郁子（副委員長）
　　　　　　　仙波伊知郎　　栢森　　高　　草深　公秀　　久保　勝俊
　　　　　　　佐藤由紀子　　橋本　和彦　　松本　直行　　丸山　　智
　　　　　　　森　　泰昌　　柳下　寿郎　　矢田　直美

第1版の序

　日本口腔腫瘍学会編集による『口腔癌取扱い規約』が発刊される運びとなった。いうまでもなく口腔癌は頭頸部の癌に含まれることから，既刊の『頭頸部癌取扱い規約』と一部重複する部分があり，これが，これまでの各領域癌の取扱い規約と異なるところといえる。しかしながら，口腔は歯牙・顎骨・可動舌を含み，これに神経・血管・大唾液腺管などを加えた解剖学的複雑性とそれに相応して咬合・咀嚼・構音・嚥下等の多機能性を有するため，これらに対応し得る詳細で精度の高い，口腔癌に特化した取扱い規約の刊行が望まれていた。

　その端緒となったのが，1993年の第11回口腔腫瘍学会学術大会におけるワークショップ（WS）「下顎歯肉癌T分類の混乱とその解決に向かって」である。骨に浸潤するT4をどのように規定するかが議論され，それが「下顎管分類」の提唱につながった（口腔腫瘍学会誌：04年，以下同様）。その後，日本癌治療学会臨床腫瘍データベース委員会の立ち上げに呼応しつつ，当学会内に口腔癌取扱い指針と口腔癌治療ガイドラインの2つのワーキング・グループ（WG）が創設され，前者の指針WGでは，舌癌（05年），下顎歯肉癌（07年），頰粘膜癌・口底癌（08年）および上顎歯肉癌・硬口蓋癌（09年）が，また後者のガイドラインWGでは，下顎歯肉癌（05年）および舌癌（07年）の各WG案が相次いで提案・掲載された。一方，手術検体取扱いのための外科病理シリーズのWSは第19回から23回までの学術大会（01～05年）で企画され，そのうちの初回発表分は通年で4回掲載され（01年），知識の共有化が諮られてきた。

　本取扱い規約はこれらすべての内容が集約・凝縮されて刊行に至ったものであるが，本学会と日本口腔外科学会との合同委員会編集による『科学的根拠に基づく口腔癌診療ガイドライン』（2009年度版・金原出版）の出版実績も大きな力になったと聞いている。ここに，WGの創設・推進の中心となってこられた岡部貞夫前理事長，グループ長の出雲俊之および大関 悟の両理事をはじめ各WG委員の精力的な活動に敬意を表するとともに，出版に際し貴重な御助言をいただいた日本口腔外科学会，日本臨床口腔病理学会および日本歯科放射線学会の関連3学会に感謝の意を表します。

　本書が口腔癌臨床で広く利用され，その内容がさらに充実したものになっていくことを祈念します。

2010年1月

日本口腔腫瘍学会理事長　　山本　悦秀

日本口腔腫瘍学会学術委員会「口腔癌取扱い指針」ワーキング・グループ
グループ長：出雲　俊之

有地榮一郎	大関　悟	岡田　憲彦	岡部　貞夫
岡崎雄一郎	小村　健	桐田　忠昭	草間　幹夫
佐藤　徹	篠原　正徳	下郷　和雄	新谷　悟
田中　陽一	中山　英二	林　孝文	宮崎　晃亘
柳下　寿郎	山根　正之		

目次

規約

I 総論 2

II 臨床所見の記載 2
1 原発腫瘍 2
1) 解剖学的部位と亜部位 2
2) 病巣の数および大きさ 3
3) 深達度（DOI） 3
4) 肉眼分類 3
5) T-原発腫瘍 3
2 領域リンパ節 4
1) 部位 4
2) 転移数 4
3) 大きさ 4
4) 節外浸潤 4
5) N-領域リンパ節 4
3 遠隔転移 5
4 病期（Stage） 5
5 口腔粘膜悪性黒色腫 6
1) T-原発腫瘍 6
2) N-領域リンパ節 6
3) M-遠隔転移 6
4) 病期（Stage） 6
6 多発癌，重複癌 7
1) 口腔内多発癌 7
2) 重複癌 7
3) 同時性癌，異時性癌 7
7 口腔潜在的悪性疾患 7
8 生活習慣 7

III 外科療法：手術所見および切除標本肉眼所見の記載 8
1 手術方法 8
1) 原発巣 8
2) 頸部リンパ節 10
2 切除標本の肉眼所見 11
1) 臨床情報 11
2) 原発巣 11
3) 領域リンパ節転移 11

IV 病理所見の記載事項 12
1) 組織型 12
2) 病理学的病期分類 13
3) 断端・遺残腫瘍分類 15
4) 組織学的記載事項 15

V 放射線療法 18
1 記載事項 18
1) 照射方針 18
2) 併用療法の有無 18
3) 放射線治療完遂度 18
4) 照射方法と治療評価 18
2 外部照射 18
1) 線種，装置とエネルギー 18
2) 臨床標的体積（CTV） 18
3) 照射法 18
4) 放射線治療計画 18
5) 補償器具・固定具使用の有無 18
6) 照射線量 18
7) リスク臓器への線量 19
8) 線量体積ヒストグラム 19
3 小線源治療 19
1) 線量の種類，形状 19
2) 高線量率／低線量率の別 19
3) 一時挿入／永久挿入の別 19
4) 照射線量 19
5) 線量評価点または面と，腫瘍・線源との関係 19
6) 線量計算法 19
7) リスク臓器への線量 19
4 治療評価 19
1) 照射効果 19
2) 急性有害事象 19
3) 遅発性有害事象 19

VI 薬物療法 19
1 治療開始前：治療計画の記載 20
1) 投与量決定のための個々の症例におけるデータ 20

2）使用薬剤と投与方法　20
　　3）併用療法　20
　　4）全身状態　21
　　5）治療効果判定のための評価病変の選定　21
　2 治療開始以降の記載　22
　　1）有害事象の評価　22
　　2）治療効果判定と治療継続の判断　22
　　3）次コース以降のレジメン内容　22

Ⅶ 治療成績の記載事項　23
　1 患者数　23
　2 多発癌，重複癌　23
　3 主たる治療法と補助療法　23
　4 治療態度　23
　5 治療成績の解析　23
　6 対象症例　24
　　1）一次例または未治療例　24
　　2）二次例または既治療例　24
　　3）確定症例　24
　7 追跡　24
　　1）追跡基点　24
　　2）追跡日　24
　　3）他病死（他因死）　24
　　4）原病死　24
　　5）手術死　25
　　6）合併症死　25
　　7）追跡不能　25
　　8）死因不明例　25
　8 生存率　25
　　1）粗生存率と相対生存率　25
　　2）生命表法による累積生存率　26
　　3）生存期間　27
　　4）生存率・生存期間の比較　28
　　5）統計解析上の留意点　29

Ⅷ 機能・QOL評価　29
　1 言語機能評価　29
　2 摂食・嚥下機能評価　29
　　1）咬合・咀嚼　29
　　2）嚥下　29
　3 QOL評価　29

T分類早見表　30
N分類早見表　30
pN分類早見表　31
病期早見表　31

解　説

Ⅰ 解剖学的事項　34
　1 原発巣　34
　　1）舌　34
　　2）歯肉・歯槽粘膜（上顎・下顎）　34
　　3）頰粘膜　34
　　4）口腔底／口底　34
　　5）硬口蓋　35
　　6）口唇　35
　　7）小唾液腺　35
　2 領域リンパ節　39

Ⅱ 画像的事項　42
　1 T-原発腫瘍の判定　42
　　1）口内法・パノラマX線画像等　42
　　2）MRI　42
　　3）CT，歯科用コーンビームCT（CBCT）　43
　　4）US（超音波検査）　45
　　5）PET（陽電子放射断層撮影法）　49
　　6）T-原発腫瘍の判定のための画像解剖　50
　　7）下歯肉／下顎歯肉癌における骨吸収様式の分類（パノラマX線画像での判定）　56
　2 N-領域リンパ節の判定　56
　　1）MRI　56
　　2）CT　56
　　3）US　57
　　4）PET　57
　　5）転移リンパ節の画像所見　57
　　6）経過観察におけるリンパ節の経時的変化　57
　　7）血管浸潤　58

8）N-領域リンパ節の判定のための画像解剖　58
 9）転移リンパ節の具体例　60
3 M-遠隔転移の判定　65

Ⅲ 病理学的事項　66

1 臨床情報　66
 1）手術方法　66
 2）切除検体の大きさ　66
 3）リンパ節転移　66
 4）術前治療の有無　67
 5）臨床病期分類　67
2 原発巣の記載事項　67
 1）原発巣の部位　67
 2）病巣の数および大きさ　67
 3）深達度（DOI）　67
 4）肉眼分類　67
3 病理所見の記載事項　69
 1）組織型およびグレード（病理組織学的分化度）分類　69
 2）上皮性腫瘍および病変　73
 3）病理組織分類図譜　75
4 口腔上皮異形成（oral epithelial dysplasia：OED）および Tis 癌（上皮内癌, carcinoma in-situ：CIS）　82
 1）口腔上皮性異形成　82
 2）口腔における上皮内癌の variant　86
 3）上皮性異形成と上皮内癌の臨床病理学的な歴史的背景　90
5 病理学的病期分類　91
 1）pT-原発腫瘍　91
 2）pN-領域リンパ節：pN 分類（リンパ節転移）　93
 3）pM-遠隔転移：pM 分類　94
 4）病理学的病期（Stage）　95
6 口腔粘膜悪性黒色腫　96
 1）概要　96
 2）遺伝子変異　96
 3）病期（Stage）　97
 4）補足　97
7 断端・遺残腫瘍分類　97
 1）断端　97
 2）腫瘍の遺残（R）　98
8 組織学的記載事項　98
 1）脈管侵襲　98
 2）神経周囲浸潤　100
 3）浸潤様式（YK 分類）　101
 4）リンパ節の記載　103
 5）治療効果判定　106
9 口腔潜在的悪性疾患　107
10 ヨード生体染色　107

Ⅳ 放射線療法　107

1 強度変調放射線治療（IMRT）　107
2 陽子線治療　108
3 重粒子線治療　108

Ⅴ 治療成績：術後経過　109

Ⅵ 治療評価：手術後咀嚼（嚥下，発声）機能評価　109

1 言語機能評価法　109
 1）単音節発語明瞭度検査　109
 2）（広瀬の）会話明瞭度検査　109
2 摂食機能評価法　110
 1）アンケート調査表　110
 2）発色ガム検査　110
 3）デンタルプレスケール検査　111
 4）水飲み検査　111
3 QOL 評価　112

参考資料

Ⅰ 口腔内の状態　114

Ⅱ 生検について　114

Ⅲ 組織検体の取扱い　114

1 手術検体の固定方法　115
2 硬組織の取扱い，および脱灰法　115
3 切り出し方法　115
 1）舌，頬粘膜および口腔底／口底の軟組織検体の切り出し方法　115
 2）歯肉癌の切り出し方法　116

IV 顎骨浸潤，顎骨浸潤様式および下顎管浸潤（MC）について　117
1. 顎骨浸潤（BI）　117
2. 顎骨浸潤様式　117
3. 下顎管分類と顎骨浸潤度　118

V 顎骨中心性癌　118

VI 上皮内癌の免疫組織化学　119
1. 健常な口腔粘膜上皮　120
    1) Ki-67（MIB-1）　120
    2) p53　120
    3) CK13　120
    4) CK17　120
    5) CK19　120
2. 上皮内癌　121
    1) Ki-67（MIB-1）　121
    2) p53　121
    3) CK13　121
    4) CK17　121
    5) CK19　121

VII ウイルス関連扁平上皮癌　122

VIII 口腔癌における癌関連遺伝子の異常　123

IX 口腔細胞診について　124
1. 細胞診の報告様式　124
2. 標本の適正評価　125
3. 判定区分　125
4. 日本臨床細胞学会口腔細胞診ワーキンググループ新報告様式　125
    1) NILM　125
    2) OLSIL　125
    3) OHSIL　125
    4) SCC　125
    5) IFN　125
5. 推定病変　127
6. 判定後の臨床的対応　128

参考文献　128

付I 症例供覧　129
- 症例1　80代・男性　左側頰粘膜扁平上皮癌　130
- 症例2　50代・男性　左側口腔底／口底扁平上皮癌　131
- 症例3　50代・女性　左側舌扁平上皮癌　132
- 症例4　50代・男性　右側舌扁平上皮癌（外向性発育）　133
- 症例5　50代・女性　右側舌扁平上皮癌　134
- 症例6　70代・男性　右側下歯肉／下顎歯肉扁平上皮癌　135
- 症例7　50代・女性　右側下歯肉／下顎歯肉扁平上皮癌　137
- 症例8　70代・女性　右側下歯肉／下顎歯肉扁平上皮癌　139
- 症例9　60代・女性　左側頰粘膜扁平上皮癌　140
- 症例10　70代・女性　左側上歯肉／上顎歯肉扁平上皮癌　143
- 症例11　70代・女性　右側上歯肉／上顎歯肉扁平上皮癌　145
- 症例12　70代・女性　右側硬口蓋扁平上皮癌　148

付II がん登録について　149
1. 全国がん登録　150
2. 口腔がん登録　153
    1) 調査の背景　153
    2) 調査の目的　153
    3) 調査の対象者　153
    4) 調査の適格性の基準　153
    5) 調査の方法　154
    6) 観察項目とスケジュール　154

索引　168

規 約

I 総論

本規約における口腔癌とは，UICC分類における口腔6部位の被覆粘膜に原発した癌腫をいう。すなわち①頰粘膜，②上歯肉／上顎歯肉，③下歯肉／下顎歯肉，④硬口蓋，⑤舌，⑥口腔底／口底に発生した癌腫を対象とする。小唾液腺癌を含み，転移性のものは除く。なお，UICCでは口唇および口腔癌として分類されていることから，口唇癌についても記載する。また，口腔粘膜に発生する悪性黒色腫についても上気道消化管の悪性黒色腫の一部として別に記載する。

II 臨床所見の記載

1 原発腫瘍

1）解剖学的部位と亜部位

口唇および口腔（ICD-O-3 C00, C02-006）

　本分類は小唾液腺を含む口唇赤唇部と口腔の癌腫に適用する。

口唇（C00）

　（1）上唇（赤唇部）（C00.0）

　（2）下唇（赤唇部）（C00.1）

　（3）唇交連（C00.6）

口腔（C02-006）

　（1）頰粘膜

　　a）上・下唇の粘膜（C00.3, 4）

　　b）頰の粘膜（C06.0）

　　c）臼後部（C06.2）

　　d）上下頰歯槽溝（口腔前庭）（C06.1）

　（2）上歯槽と歯肉（上歯肉／上顎歯肉）（C03.0）

　（3）下歯槽と歯肉（下歯肉／下顎歯肉）（C03.1）

　（4）硬口蓋（C05.0）

　（5）舌

　　a）有郭乳頭より前の舌背面と舌縁（舌前2/3）（C02.0, 1）

ここでは，UICCに準じた部位のみ記載している。解剖学的部位の詳細は解説pp.34〜38を参照。

b）舌下面（舌腹）（C02.2）
　（6）口腔底／口底（C04）

2）病巣の数および大きさ

　病巣の個数　単発／多発＿＿＿個

　長径(mm)×それに直交する短径(mm)×厚さ(mm)

視・触診上，癌と判断した部分の大きさを測定する。癌病変に連続する白板症などについては別に記載する。粘膜下の硬結は，癌と判断した範囲を含めて計測する。

3）深達度 depth of invasion（DOI）

　UICC（第8版）およびAJCC（第8版）からT分類に深達度(depth of invasion：DOI)の概念が導入された。深達度(DOI)の概念は，口唇および口腔のみに適応される。深達度(DOI)は腫瘍周辺の正常粘膜基底膜から癌浸潤最深部までの距離と定義され，腫瘍の厚さと区別することが重要である。深達度(DOI)は，①5 mm以下，②5 mmをこえるが10 mm以下，③10 mmをこえる，の3段階に診断される。診断に苦慮した場合は，明らかな場合を除いて，より小さい方を採用する〔例：臨床的に深達度(DOI)4 mmと6 mmの区別は困難と思われる。このような場合は，明らかな場合を除いて，小さい方，すなわち4 mmを採用する〕。

消化管で用いる深達度とは異なる。

4）肉眼分類

表在型	superficial type	表在性の発育を主とするもの
外向型	exophytic type	外向性の発育を主とするもの
内向型	endophytic type	内向性の発育を主とするもの

詳細については解説 p.67 を参照。

5）T-原発腫瘍

　TX　：原発腫瘍の評価が不可能

　T0　：原発腫瘍を認めない

　Tis ：上皮内癌

　T1　：最大径が2 cm以下かつ深達度が5 mm以下の腫瘍

　T2　：最大径が2 cm以下かつ深達度が5 mmをこえる腫瘍，または最大径が2 cmをこえるが4 cm以下でかつ深達度が10 mm以下の腫瘍

　T3　：最大径が2 cmをこえるが4 cm以下でかつ深達度が10 mmをこえる腫瘍，または最大径が4 cmをこえ，かつ深達度が10 mm以下の腫瘍

　T4a(口唇)：下顎骨皮質を貫通する腫瘍，下歯槽神経，口腔底／口底，皮膚（オトガイ部または外鼻の）に浸潤する腫瘍*

　T4a(口腔)：最大径が4 cmをこえ，かつ深達度が10 mmをこえる腫瘍，または下顎もしくは上顎の骨皮質を貫通するか上顎洞に浸潤する腫瘍，または顔面皮膚に浸潤する腫瘍*

評価法は身体所見と画像診断である。

赤字部分は2018年5月28日に発表されたUICC第8版正誤表(UICC 8th Edition Errata)の内容を反映している。

舌癌において外舌筋への浸潤を根拠にT4aとはしない。

r記号：一定の無病期間後に出現した再発腫瘍は，分類の前に接頭語rを付記して区別する。

小唾液腺癌については本規約に準ずるが，T因子においてDOIの概念は除く。

肉腫については本規約に準じた記載が望ましい。

4　規　約

大唾液腺癌については最新の頭頸部癌取扱い規約に従う。

T4b（口唇および口腔）：咀嚼筋間隙，翼状突起，頭蓋底に浸潤する腫瘍，または内頸動脈を全周性に取り囲む腫瘍

＊歯肉を原発巣とし，骨および歯槽のみに表在性びらんが認められる症例はT4aとしない。

2　領域リンパ節

頸部リンパ節の分類と範囲については，日本癌治療学会リンパ節規約分類およびレベル分類に準じ，リンパ節転移の評価はUICC分類（第8版）に従う。

1）部位
リンパ節群／レベル分類

2）転移数
転移リンパ節数

3）大きさ
（＜3＜6＜）cm

4）節外浸潤（−／＋）：強い癒着（−／＋），神経症状（−／＋）

臨床的節外浸潤は，顕微鏡的節外浸潤と区別するためにcENEとして記載することを推奨する。

臨床的節外浸潤（clinical extranodal extension：cENE）
　cENE（−）：臨床的に節外浸潤所見なし
　cENE（＋）：臨床的に節外浸潤所見あり

5）N−領域リンパ節

評価法は身体所見と画像診断である。

NX：領域リンパ節転移の評価が不可能
N0：領域リンパ節転移なし
N1：同側の単発性リンパ節転移で最大径が3 cm以下かつ節外浸潤なし
N2以下に記す転移：
　N2a：同側の単発性リンパ節転移で最大径が3 cmをこえるが6 cm以下かつ節外浸潤なし
　N2b：同側の多発性リンパ節転移で最大径が6 cm以下かつ節外浸潤なし
　N2c：両側または対側のリンパ節転移で最大径が6 cm以下かつ節外浸潤なし
　N3a：最大径が6 cmをこえるリンパ節転移で節外浸潤なし

臨床的節外浸潤の診断は，触診などの臨床所見を必須とし，画像のみの診断では不十分である。

　N3b：単発性または多発性リンパ節転移で臨床的節外浸潤＊あり

＊皮膚浸潤か，下層の筋肉もしくは隣接構造に強い固着や結合を示す軟部組織の浸潤がある場合，または神経浸潤の臨床的症状がある場合は，臨床的節外浸潤として分類する。

正中リンパ節は同側リンパ節である。

3 遠隔転移

M−遠隔転移
 M0：遠隔転移なし
 M1：遠隔転移あり

> 評価法は身体所見と画像診断である。
>
> M1 を以下の記号を用いて表す。
> 肺(PUL)，肝(HEP)，骨(OSS)，リンパ節(LYM)，副腎(ADR)，脳(BRA)，皮膚(SKI)，その他(OTH)

4 病期（Stage）

病期は，UICC 分類（第 8 版）に従う。

0 期	Tis	N0	M0
Ⅰ期	T1	N0	M0
Ⅱ期	T2	N0	M0
Ⅲ期	T3	N0	M0
	T1, T2, T3	N1	M0
ⅣA 期	T4a	N0, N1	M0
	T1, T2, T3, T4a	N2	M0
ⅣB 期	T に関係なく	N3	M0
	T4b	N に関係なく	M0
ⅣC 期	T に関係なく	N に関係なく	M1

病期早見表

	N0	N1	N2	N3	M1
Tis	0				
T1	Ⅰ	Ⅲ	ⅣA	ⅣB	ⅣC
T2	Ⅱ	Ⅲ	ⅣA	ⅣB	ⅣC
T3	Ⅲ	Ⅲ	ⅣA	ⅣB	ⅣC
T4a	ⅣA	ⅣA	ⅣA	ⅣB	ⅣC
T4b	ⅣB	ⅣB	ⅣB	ⅣB	ⅣC

口腔粘膜悪性黒色腫については，分類が異なるため口腔癌とは別記載とした。なお，本分類は口腔の悪性黒色腫にのみ適用する。分類規約としては，頭頸部，すなわち上気道消化管の悪性黒色腫の分類に準拠する。本分類の適用にあたっては，病変の組織学的確定診断と部位別区分がなされているべきである。病理分類の際は接頭語 p を付す。TNM カテゴリーの評価法は，身体的検査と画像診断である。記載事項については，口腔癌の記載に準拠する。

pN0 について：領域リンパ節を郭清した標本を組織学的に検査すると，通常，6 個以上のリンパ節が含まれる。通常の検索個数を満たしていなくても，全てが転移陰性の場合は pN0 に分類する。

5 口腔粘膜悪性黒色腫

1) T-原発腫瘍

TX ：原発腫瘍の評価が不可能
T0 ：原発腫瘍を認めない
T3 ：上皮および／または粘膜下(粘膜病変)に限局する腫瘍
T4a：軟部組織深部，軟骨，骨，または皮膚に浸潤する腫瘍
T4b：以下のいずれかに浸潤する腫瘍：脳，硬膜，頭蓋底，下位脳神経（Ⅸ，Ⅹ，Ⅺ，Ⅻ），咀嚼筋間隙，頸動脈，椎前間隙，縦隔

2) N-領域リンパ節

NX ：領域リンパ節の評価が不可能
N0 ：領域リンパ節転移なし
N1 ：領域リンパ節転移あり

3) M-遠隔転移

M0 ：遠隔転移なし
M1 ：遠隔転移あり

4) 病期(Stage)

病期は，UICC 分類(第 8 版)に従う。なお，粘膜悪性黒色腫は悪性度の高い腫瘍であるため，T1，T2 および病期Ⅰ期，Ⅱ期は省略する。

Ⅲ期	T3	N0	M0
ⅣA 期	T4a	N0	M0
	T3, T4a	N1	M0
ⅣB 期	T4b	N に関係なく	M0
ⅣC 期	T に関係なく	N に関係なく	M1

病期早見表(粘膜悪性黒色腫)

	N0	N1	M1
T3	Ⅲ	ⅣA	ⅣC
T4a	ⅣA	ⅣA	ⅣC
T4b	ⅣB	ⅣB	ⅣC

6 多発癌, 重複癌

1) 口腔内多発癌

口腔内に原発性の癌が2個以上発生したもので, 以下の条件を満たすものとする。

① UICC 分類による部位が異なる。
② 同名部位では反対側に認められる。
③ 同側性の場合は, 2つの病巣間に連続性がなく, 臨床的に 2.0 cm 以上離れている。
④ 病理組織学的に各々が癌であることが確認されている。

- 1つの臓器に同時性の多発癌がある症例は, 最も進行度の高い病巣の T 分類に分類される。そして多発を示すmまたは腫瘍の数を（　）内に記す。例えば, T2(m)または T2(3)のごとくである。1対の器官の両側に同時に原発性腫瘍が存在する場合には, それぞれの腫瘍は独立して分類する。
- (m)という接尾語は浸潤癌のみに用い, 上皮内癌や上皮内癌と浸潤癌の多発病巣には適用しない。

2) 重複癌

原発性口腔癌を含め, 他の臓器や器官に原発性の悪性腫瘍が発生したもの。多発癌と重複癌がともに発生した例は多発・重複癌とする。

3) 同時性癌, 異時性癌

① 1年未満の期間に診断された癌を同時性癌とする。
② 1年以上の期間に診断された癌を異時性癌とする。
③ 同時性と異時性がともにある場合は, 同・異時性とする。

7 口腔潜在的悪性疾患

口腔癌はしばしば白板症, 紅板症, 口腔扁平苔癬などの口腔潜在的悪性疾患を伴うため, その部位, 大きさ, 表面性状, 病変数, 同時性, 異時性などを記載する。

ヨード生体染色が有効な場合がある。

8 生活習慣

口腔癌の危険因子として個人の生活習慣も大きな意味をもつ。なかでも喫煙と飲酒は主要な危険因子であり, 再発や重複癌の危険性も鑑み生活習慣歴を記載する。

喫煙，飲酒についてその有無を記載し，喫煙量についてはBrinkman指数，飲酒量についてはSake指数などで表す。

すなわち，

・Brinkman指数＝1日平均喫煙本数×喫煙年数
・Sake指数＝1日平均飲酒量（日本酒換算）×飲酒年数

＜日本酒換算の目安＞
日本酒1合＝ビール大（633 mL）＝ウイスキーシングル2杯（70 mL）＝焼酎0.5合＝ワイングラス2杯（220 mL）

III 外科療法：手術所見および切除標本肉眼所見の記載

1 手術方法

1）原発巣

(1) 舌癌
　a) 舌部分切除術
　b) 舌可動部半側切除術
　c) 舌可動部（亜）全摘術
　d) 舌半側切除術
　e) 舌（亜）全摘術

(2) 上歯肉／上顎歯肉癌・硬口蓋癌
　a) 局所切除術
　b) 上顎部分切除術
　c) 上顎亜全摘術
　d) 上顎全摘術
　e) 拡大上顎全摘術
　f) 頭蓋底郭清術

(3) 下歯肉／下顎歯肉癌
　a) 歯肉切除術
　b) 下顎辺縁切除術

c）下顎区域切除術

d）下顎半側切除術

e）下顎亜全摘術

f）下顎全摘術

(4) 頬粘膜癌

a）（頬粘膜）部分切除術

b）合併切除術

(5) 口腔底／口底癌

a）（口腔底／口底）部分切除術

b）合併切除術

(6) 口唇癌

a）（口唇）部分切除術

b）合併切除術

　合併切除の記載においては，切除部位，切除範囲，深部切除範囲等を記載する。

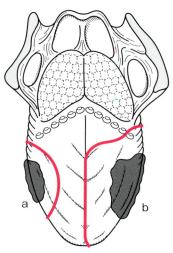

図1　舌部分切除術(a)
　　　舌可動部半側切除術(b)

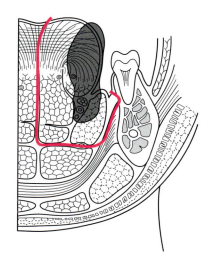

図2　舌可動部半側切除術＋
　　　口腔底／口底部分切除術

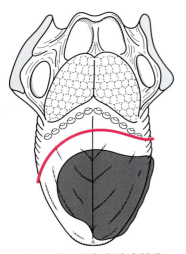
図3 舌可動部(亜)全摘術

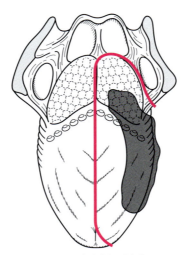
図4 舌半側切除術

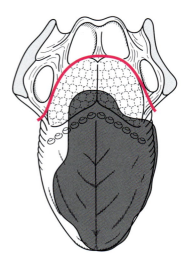
図5 舌(亜)全摘術

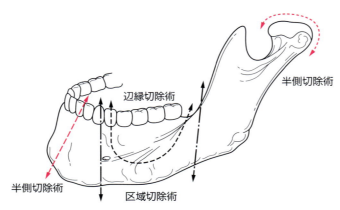
図6 下歯肉／下顎歯肉癌 切除範囲の模式図

2) 頸部リンパ節

(1) 根治的頸部郭清術 radical neck dissection (RND)

(2) 根治的頸部郭清術変法 modified radical neck dissection (MRND)

(3) 選択的(部分的)頸部郭清術 selective neck dissection

a) 肩甲舌骨筋上頸部郭清術 supraomohyoid neck dissection (SOHND)

b) 拡大肩甲舌骨筋上頸部郭清術 extended supraomohyoid neck dissection (ESOHND)

c) 舌骨上頸部郭清術 suprahyoid neck dissection (SHND)

2 切除標本の肉眼所見

1）臨床情報
　　（1）切除検体の大きさ（固定前）
　　　長径(mm)×短径(mm)×厚さ(mm)
　　（2）リンパ節転移
　　（3）術前治療の有無
　　　なし
　　　あり（内容：　　　　）

2）原発巣
　　（1）部位
　　（2）病巣の数および大きさ
　　　病変の個数　単発／多発，＿個
　　　長径(mm)×それに直交する短径(mm)×厚さ(mm)
　　（3）深達度(mm)
　　（4）肉眼分類
　　　表在型 superficial type
　　　外向型 exophytic type
　　　内向型 endophytic type
　　（5）肉眼的切除断端評価
　　　陽性／陰性

　骨切除症例では骨断端の評価，下顎骨下顎管切除症例では，下歯槽神経断端の評価を付記する。

3）領域リンパ節転移
　頸部郭清症例では，術後リンパ節群別にリンパ節を摘出し下記事項を検索する。
　　（1）部位
　　　リンパ節群／レベル分類
　　（2）転移数
　　　転移リンパ節／摘出リンパ節
　　（3）大きさ
　　　（＜3＜6＜）cm

化学療法，放射線療法，化学放射線療法など。放射線療法(p.18)，薬物療法(p.19)の項参照。

(4)節外浸潤

　　　cENE(−)：臨床的に節外浸潤所見なし

　　　cENE(+)：臨床的に節外浸潤所見あり

IV　病理所見の記載事項

1）組織型

(1)組織型

UICCでは，量的に劣勢であってもより低い分化度を組織型として分類する。

	ICD-O コード
1. 上皮性腫瘍　Epithelial tumours	
上皮内癌　Carcinoma in-situ	8070/2
癌腫　Carcinoma	8010/3
扁平上皮癌　Squamous cell carcinoma	8070/3
類基底扁平上皮癌　Basaloid squamous cell carcinoma	8083/3
紡錘細胞扁平上皮癌　Spindle cell squamous cell carcinoma	8074/3
腺扁平上皮癌　Adenosquamous carcinoma	8560/3
孔道癌　Carcinoma cuniculatum	8051/3
疣贅状扁平上皮癌　Verrucous squamous cell carcinoma	8051/3
リンパ上皮癌　Lymphoepitelial carcinoma	8082/3
乳頭状扁平上皮癌　Papillary squamous cell carcinoma	8052/3
棘融解型扁平上皮癌　Acantholytic squamous cell carcinoma	8075/3
腺癌　Adenocarcinoma	8140/3
粘表皮癌　Mucoepidermoid carcinoma	8430/3
腺様囊胞癌　Adenoid cystic carcinoma	8200/3
多型腺癌　Polymorphous adenocarcinoma	8525/3
明細胞癌　Clear cell carcinoma	8310/3
基底細胞腺癌　Basal cell adenocarcinoma	8147/3
多形腺腫由来癌　Carcinoma ex pleomorphic adenoma	8941/3
2. 悪性歯原性腫瘍　Malignant odonotogenic tumours	
エナメル上皮癌　Ameloblastic carcinoma	9270/3
原発性骨内癌, NOS　Primary intraosseous carcinoma, NOS	9270/3
硬化性歯原性癌　Sclerosing odontogenic carcinoma	9270/3

明細胞性歯原性癌　Clear cell odontogenic carcinoma	9341/3
幻影細胞性歯原性癌　Ghost cell odontogenic carcinoma	9302/3
歯原性癌肉腫　Odontogenic carcinosarcoma	9342/3
歯原性肉腫　Odontogenic sarcoma	9330/3

その他（解説 pp.69〜71 参照）

（2）グレード（病理組織学的分化度）分類

悪性上皮性腫瘍を亜分類するときは，量的に優勢な（predominant）組織像に従う．

GX：分化度の grade が評価できない
G1：高分化　　Well differentiated
G2：中分化　　Moderately differentiated
G3：低分化　　Poorly differentiated
G4：未分化　　Undifferentiated

> G3 および 4 が混在して認められる癌では，G3-4，低分化または未分化と記載してもよい．主体の病変を記載し，混在の病変を記載してもよい G1＞G3，G1+G3 など．
> 上皮内癌については，分化度の評価を省略できる．

2）病理学的病期分類

（1）pT-原発腫瘍

pTX：原発腫瘍の評価が不可能
pT0：原発腫瘍を認めない
pTis：上皮内癌
pT1：最大径が 2 cm 以下かつ深達度が 5 mm 以下の腫瘍
pT2：最大径が 2 cm 以下かつ深達度が 5 mm をこえる腫瘍，または最大径が 2 cm をこえるが 4 cm 以下でかつ深達度が 10 mm 以下の腫瘍
pT3：最大径が 2 cm をこえるが 4 cm 以下でかつ深達度が 10 mm をこえる腫瘍，または最大径が 4 cm をこえ，かつ深達度が 10 mm 以下の腫瘍
pT4a（口唇）：下顎骨皮質を貫通する腫瘍，下歯槽神経，口腔底／口底，皮膚（オトガイまたは外鼻の）に浸潤する腫瘍＊
pT4a（口腔）：最大径が 4 cm をこえ，かつ深達度が 10 mm をこえる腫瘍，または下顎もしくは上顎の骨皮質を貫通するか上顎洞に浸潤する腫瘍，または顔面皮膚に浸潤する腫瘍＊
pT4b（口唇および口腔）：咀嚼筋間隙，翼状突起，頭蓋底に浸潤する腫瘍，または内頸動脈を全周性に取り囲む腫瘍

＊歯肉を原発巣とし，骨および歯槽のみに表在性びらんが認められる症

> pT は臨床的 T カテゴリーに準じる．

> 赤字部分は 2018 年 5 月 28 日に発表された UICC 第 8 版正誤表（UICC 8th Edition Errata）の内容を反映している．

例は T4a としない。

(2) pN-領域リンパ節

pNX：領域リンパ節の評価が不可能

pN0：領域リンパ節転移なし

pN1：同側の単発性リンパ節転移で最大径が3cm以下かつ節外浸潤なし

pN2 以下に記す転移：

- pN2a：同側の単発性リンパ節転移で最大径が3cm以下かつ節外浸潤あり，または最大径が3cmをこえるが6cm以下かつ節外浸潤なし
- pN2b：同側の多発性リンパ節転移で最大径が6cm以下かつ節外浸潤なし
- pN2c：両側または対側のリンパ節転移で最大径が6cm以下かつ節外浸潤なし

pN3a：最大径が6cmをこえるリンパ節転移で節外浸潤なし

pN3b：最大径が3cmをこえるリンパ節転移で節外浸潤あり，または同側の多発性リンパ節転移もしくは対側もしくは両側のリンパ節転移で節外浸潤あり

(3) pM-遠隔転移

pM1：遠隔転移を顕微鏡的に確認

(4) 病理学的病期 (Stage)

期	pT	pN	M
0 期	pTis	pN0	M0
I 期	pT1	pN0	M0
II 期	pT2	pN0	M0
III 期	pT3	pN0	M0
	pT1, pT2, pT3	pN1	M0
IVA 期	pT4a	pN0, pN1	M0
	pT1, pT2, pT3, pT4a	pN2	M0
IVB 期	pT に関係なく	pN3	M0
	pT4b	pN に関係なく	M0
IVC 期	pT に関係なく	pN に関係なく	pM1

選択的頸部郭清により得られた標本を組織学的に検査すると，通常10個以上のリンパ節が含まれる。根治的頸部郭清術(RND)，または保存的頸部郭清術(MRND)により得られた標本を組織学的に検査すると，通常15個以上のリンパ節が含まれる。

通常の検索個数を満たしていなくても，すべてが転移陰性の場合は，pN0 に分類する。

正中部のリンパ節は同側リンパ節である。

原発腫瘍のリンパ節への直接浸潤はリンパ節転移に分類する。

大きさが pN 分類の判定基準の場合は，リンパ節全体ではなく，転移巣について計測する。

癒合したリンパ節が存在する場合，癒合したリンパ節数を記載する。

明瞭な隣接血管浸潤を認める場合にはその旨の記載が望ましい。

「領域リンパ節以外の転移を認めない」ことを組織学的に証明することはできないので，pM0 あるいは pMX の表記は用いない。M0 は常に cM0 である。

領域リンパ節転移以外の転移を有する場合は M1 とし，その部位を記載する。部位は次のように表記する。

領域外リンパ節(LYM)，皮膚(SKI)，肺(PUL)，骨髄(MAR)，骨(OSS)，脳(BRA)など

3）断端・遺残腫瘍分類

（1）断端

【手術標本の切除断端】

 a）水平（表層部粘膜）断端 horizontal margin：HM
  HMX：水平（表層部粘膜）断端の判定不能
  HM0：水平（表層部粘膜）断端に癌浸潤を認めない
  HM1：水平（表層部粘膜）断端に癌浸潤を認める
 b）垂直（深部，浸潤部）断端 vertical margin：VM
  VMX：垂直（深部，浸潤部）断端の判定不能
  VM0：垂直（深部，浸潤部）断端に癌浸潤を認めない
  VM1：垂直（深部，浸潤部）断端に癌浸潤を認める

（2）腫瘍の遺残（R）

 RX：遺残腫瘍の存在が評価できない
 R0：癌残腫瘍なし
 R1：顕微鏡的遺残腫瘍あり
 R2：肉眼的遺残腫瘍あり

4）組織学的記載事項

（1）脈管侵襲（Ly, V）

 a）リンパ管侵襲（Ly）（記載推奨グレード A）
  LyX：リンパ管侵襲の有無が不明（決定できないもの）
  Ly0：リンパ管侵襲が認められない
  Ly1：リンパ管侵襲が認められる
   Ly1a：侵襲が軽度のもの（旧分類 ly1）
   Ly1b：侵襲が中等度のもの
   Ly1c：侵襲が高度のもの（旧分類 ly2）
 b）静脈侵襲（V）（記載推奨グレード A）
  VX：静脈侵襲の有無が不明（決定できないもの）
  V0：静脈侵襲が認められない
  V1：静脈侵襲が認められる
   V1a：侵襲が軽度のもの（旧分類 v1）
   V1b：侵襲が中等度のもの
   V1c：侵襲が高度のもの（旧分類 v2）
  V2：肉眼的に静脈侵襲を認める

病理組織学的に断端が評価された場合には接頭辞 p を付す。

水平（表層部粘膜）断端については，部位（標本番号の記載が望ましい）とともに dysplasia の程度または Tis 成分の記載を付記する。
確定できないものについては腫瘍までの距離を記載する。
骨断端の記載が望ましい場合は記載を行う。

記載推奨グレード A は記載することを強く推奨する項目。すなわち記載必須項目。

HE 染色では，侵襲の有無の判定が困難なことがある。疑わしい症例に接した場合には弾性線維染色（Victoria blue HE 染色：VB-HE, Elastica-van Gieson 染色：EVG）や免疫染色（CD31, CD34, D2-40）などを行って，癌胞巣と静脈壁弾性線維や血管内皮との関係を確かめることが望ましい。検索に弾性線維染色や免疫染色を用いた場合，その旨を記載する〔記載例：Ly1a（D2-40），V1b（EVG）〕。

検索に免疫染色を用いた場合，その旨を記載する〔記載例：Pn1(S-100)〕。

(2) 神経周囲浸潤(Pn)（記載推奨グレードA）
　　PnX：神経周囲浸潤の有無が不明（決定できないもの）
　　Pn0：神経周囲浸潤を認めない（旧分類 neu 0）
　　Pn1：神経周囲浸潤を認める
　　　Pn1a：侵襲が軽度の場合（旧分類 neu 1）
　　　Pn1b：侵襲が中等度のもの
　　　Pn1c：侵襲が高度のもの（旧分類 neu 2）

記載推奨グレードBは，病理医と臨床医で記載の必要性について決定してよい。すなわち任意記載項目。

(3) 浸潤様式(YK分類)（図7，記載推奨グレードB）
　　YK分類
　　　YK-1：境界が明瞭である
　　　YK-2：境界線にやや乱れがある
　　　YK-3：境界線は不明瞭で大小の癌胞巣が散在する
　　　YK-4C：境界線は不明瞭で小さな癌胞巣が索状に浸潤する
　　　YK-4D：境界線は不明瞭で癌は胞巣を作らずにび漫性に浸潤する

(4) リンパ節の記載（記載推奨グレードA）
　　部位　　　（リンパ節群）
　　転移個数　（転移リンパ節数／摘出リンパ節数）
　　大きさ　　（3cm または 6cm をこえるものについては，必ず記載する）
　　節外浸潤(extranodal extension：ENE)の有無

ここでいう「大きさ」は転移巣そのものの長径を指し，転移陽性リンパ節の大きさではない。

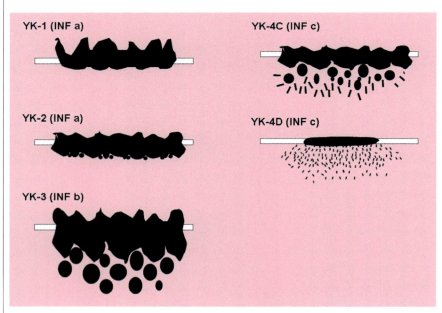

YK分類とINF分類の対応関係[1]
YK-1 ·············· INFa
YK-2 ·············· INFa
YK-3 ·············· INFb
YK-4C ············ INFc
YK-4D ············ INFc

図7　浸潤様式（YK分類とINF分類）

ENE(−)：節外浸潤なし

ENE(＋)：節外浸潤あり

(5) 治療効果判定（記載推奨グレード A）

　術前治療後の手術症例の主病巣の検索にあたっては，肉眼的に推定される病変部の割面を検索し，少なくとも病変が存在したと考えられる最大割面の標本ならびに癌が残存している可能性が高い切片を作製し，組織学的に評価する．

　Grade 0：無効（ineffective）

　　癌組織・癌細胞に治療効果を認めない．

　Grade 1：やや有効（slightly effective）

　　癌組織・癌細胞には多少の変性所見（原形質が好酸性で空胞形成があり，核の膨化像などの認められるものを含む）は認めても，増殖し得ると判断される程度の癌細胞が組織切片で癌の 1/3 以上を占める場合．

　　　Grade 1a：ごく軽度の効果

　　　"増殖し得る"と判断される癌細胞が 2/3 以上を占める場合

　　　Grade 1b：軽度の効果

　　　"増殖し得る"と判断される癌細胞が 1/3 以上で 2/3 未満の場合．

　Grade 2：かなり有効（moderately effective）

　　"増殖し得る"と判断される癌細胞が 1/3 未満を占めるに過ぎず，核の崩壊に傾いた癌細胞で占められる場合．

　Grade 3：著効（markedly effective）

　　"増殖し得る"と判断される癌細胞がほとんどみられず，すべて崩壊に傾いた癌細胞のみで占められるか，癌の痕跡のみをみる場合．

　被治療病巣の一部に明らかに再増殖巣と考えられる部分が認められるときは，判定の後に再増殖像（＋）と記載する．

口腔癌に対する放射線療法あるいは薬物療法を行った場合は，放射線量・照射方法，薬剤の種類・量・投与法，さらに最終治療から病巣切除までの期間など治療条件を明記の上，治療効果の判定を行うことが望ましい．なお，術前治療後の手術症例の検索にあたっては，肉眼的に推定される病変部を可能な限り標本作製し，病理組織学的な治療効果の検索を行う．壊死，多数の泡沫細胞の出現を伴う黄色肉芽腫，線維化・瘢痕などの所見から癌が退縮したと考えられる領域内で，増殖し得る癌細胞・組織が占める割合を評価する．

この判定基準は外科手術材料の原発巣に対して用いる．リンパ節郭清標本については，癌細胞の消失・壊死・変性の所見があれば記載する．生検材料については組織学的所見を記載するにとどめる．

V 放射線療法

1 記載事項

1）照射方針
根治，緩和，術前，術後，予防，その他

2）併用療法の有無
照射単独，併用療法あり（手術，薬物療法，その他），併用薬剤または薬物療法のレジメン。

3）放射線治療完遂度
完遂（休止なし），完遂（休止あり），非完遂

4）照射方法と治療評価
以下（ 2 ～ 4 ）に詳細を記す。

2 外部照射

1）線種，装置とエネルギー
X線（リニアック・サイバーナイフ，MV），電子線（MeV），陽子線，重粒子線，その他

2）臨床標的体積（clinical target volume：CTV）
原発巣，頸部リンパ節（左右，レベル），遠隔転移（部位）

3）照射法
1門照射（前，後，その他），対向2門照射（左右，前後，射入，その他），それ以外の多門照射，3次元原体照射（3D-CRT），強度変調放射線治療（IMRT），定位放射線治療，他（複数部位にわたる場合は個々に記載）。

照射法の変更の場合，その目的（照射野縮小，接合線変更，脊髄防護，その他）と変更時点の線量を併せて記載。

4）放射線治療計画
CT計画装置，X線シミュレータ〔放射線治療計画装置名，計算アルゴリズム，線量計算法（CTV内の点線量，D95など）〕

5）補償器具・固定具使用の有無
動的あるいは物理的ウェッジ，シェル固定具，バイトブロック，その他。

6）照射線量
1回線量（Gy），総線量（Gy），分割回数，1日あたりの照射回数，照射間隔，線量率（線量／時間），照射期間，完遂／非完遂の別（複数部位にわたる場合は

7）リスク臓器への線量

　脳，眼球（水晶体），脊髄，唾液腺，下顎骨，その他。

8）線量体積ヒストグラム

3　小線源治療

1）線源の種類と形状
2）高線量率／低線量率の別
3）一時挿入／永久挿入の別
4）照射線量

　標的線量，照射回数，照射時間（照射開始時刻，終了時刻），線量率（線量／時間），使用時の線源強度（MBq）

5）線量評価点または面と，腫瘍・線源との関係
6）線量計算法

　放射線治療計画装置名

7）リスク臓器への線量

4　治療評価

1）照射効果

　照射終了後，1カ月後および3カ月後の治療効果を記載する。

2）急性有害事象

　最も高度であった臓器組織，および症状・所見とその期間を，CTCAE の治療時点における最新版の規準を参考に記載する。

3）遅発性有害事象

　照射開始から90日以後に生じた有害事象で，照射に関連すると判断されるものを記載する。

VI　薬物療法

　殺細胞性抗癌薬，分子標的治療薬，免疫療法などを用いた薬物療法を行う際には，以下の事項について記録・保存することが望ましい。

1 治療開始前：治療計画の記載

1）投与量決定のための個々の症例におけるデータ

　一般的に薬剤の投与量は，身長と体重からの体表面積［Body Surface Area（BSA）；DuBois 式*など］，腎機能［クレアチニン・クリアランス（Ccr）；Cockcroft-Gault の計算式**など］，肝機能（総ビリルビン値，AST/ALT 値など）等に応じて決定されるため，使用する薬剤の治療計画に必要な情報について記載する。

　*DuBois 式（成人）＝［体重（kg）$]^{0.425}$×［身長（cm）$]^{0.725}$×0.007184

　　※体表面積の計算は成人と小児では式が異なる。

　**Cockcroft-Gault の Ccr 計算式

　　男性 Ccr＝{（140－年齢）×体重（kg）}/{72×血清クレアチニン値（mg/dL）}

　　女性 Ccr＝0.85×{（140-年齢）×体重（kg）}/{72×血清クレアチニン値（mg/dL）}

　　記載例）65 歳男性，身長：160 cm，体重：60 kg，血清クレアチニン値：0.80 mg/dL

　　　→ BSA：1.622 m^2，Ccr（Cockcroft-Gault）：78.1 mL/min

2）使用薬剤と投与方法

　レジメン名，投与目的，使用薬剤，1 回投与量と投与日，投与方法，投与間隔，予定投与コースを記載する。投与量は上記の計算式で求めた体表面積からの計算値だけでなく，投与薬剤で推奨されている減量規準やバイアル含有量に合わせた調整をすることもあるため，<u>実際の投与量</u>を記載する。

　記載例） TPF 療法，投与目的：導入化学療法

　　　タキソテール（TXT）：75 mg/m^2 → 121.65 mg/body → <u>120 mg/body</u>

　　　　　　　点滴静注：第 1 日目

　　　シスプラチン（CDDP）：75 mg/m^2 → 121.65 mg/body → <u>120 mg/body</u>

　　　　　　　点滴静注：第 1 日目

　　　フルオロウラシル（5-FU）：750 mg/m^2/day → 1,216.5 mg/body/day

　　　　　　　→ <u>1,200 mg/body/day</u>

　　　　　　　持続点滴静注：第 1～5 日目

　　　投与間隔：3 週間，投与予定：3 コース

3）併用療法

　局所治療（手術，放射線治療）を併用する場合は，投与時期を記載する。

　記載例）CDDP-RT 療法，投与目的：術後化学放射線療法（手術後 8 週間以

内に開始）

放射線治療：2 Gy/day ×33 fr →総線量　66 Gy

シスプラチン（CDDP）：100 mg/m² → 162.2 mg/body → 160 mg/body

点滴静注：第 1, 22, 43 日目

投与時期：同時，投与間隔：3 週間，投与予定：3 コース

4）全身状態

治療開始前の全身状態の評価の指標としては，Eastern Cooperative Oncology Group（ECOG）の Performance Status（PS）や，Karnofsky Performance Status（KPS）などを用いて評価し記載する。

ECOG PS	
0	全く問題なく活動できる。発病前と同じ日常生活が制限なく行える。
1	肉体的に激しい活動は制限されるが，歩行可能で，軽作業や座っての作業は行うことができる。例：軽い家事，事務作業。
2	歩行可能で自分の身の回りのことはすべて可能だが作業はできない。日中の 50％以上はベッド外で過ごす。
3	限られた自分の身の回りのことしかできない。日中の 50％以上をベッドか椅子で過ごす。
4	全く動けない。自分の身の回りのことは全くできない。完全にベッドか椅子で過ごす。

KPS	
100	正常，臨床症状なし。
90	軽い臨床症状はあるが正常の活動可能。
80	かなりの臨床症状があるが努力して正常の活動可能。
70	自分自身の世話はできるが正常の活動・労働は不可能。
60	自分に必要なことはできるが，時々介助が必要。
50	症状を考慮した看護および定期的な医療行為が必要。
40	動けず，適切な医療および介護が必要。
30	全く動けず入院が必要だが死は差し迫っていない。
20	非常に重症，入院が必要で精力的な治療が必要。
10	死期が切迫している。

5）治療効果判定のための評価病変の選定

治療の開始前に，薬物療法の効果判定の基準となる評価病変を特定する。評価方法は，臨床試験において広く用いられている Response Evaluation Criteria In Solid Tumors（RECIST）guideline の，治療時点における最新版の規準を参考に行う。

記載例）治療前評価（RECIST version 1.1.）
　　　　標的病変1：左上頸部リンパ節　34 mm
　　　　標的病変2：左下頸部リンパ節　16 mm
　　　　※標的病変径和：50 mm
　　　　非標的病変1：原発巣（下咽頭）
　　　　非標的病変2：左頸部リンパ節

2 治療開始以降の記載

1）有害事象の評価

　薬物療法による有害事象の評価は，臨床試験において広く用いられているCommon Terminology Criteria for Adverse Events（CTCAE）の，治療時点における最新版の規準を参考に，事象名と重症度を詳細な所見や処置・因果関係などとともに記載する。

2）治療効果判定と治療継続の判断

　治療後に評価を行った際には，1-5）で選定した評価病変の治療効果を判定する。注意点として，RECIST は臨床試験等における治療効果判定規準であり，日常臨床における絶対的な指標ではなく，治療継続の判断は臨床経過や患者の状態などを含めて総合的な判断をもって行うことが望ましい。

記載例）治療効果判定：TPF療法2コース後（RECIST version 1.1.）
　　　　標的病変1：左上頸部リンパ節　34 → 20 mm
　　　　標的病変2：左下頸部リンパ節　16 → 5 mm
　　　　※標的病変径和：50 → 25 mm（50％縮小，PR）
　　　　非標的病変1：原発巣（下咽頭）
　　　　　　→ nonCR/nonPD（CT／内視鏡：縮小傾向だが残存あり）
　　　　非標的病変2：左頸部リンパ節
　　　　　　→ nonCR/nonPD（触診・CT：縮小傾向だが残存あり）
　　　　新病変：なし
　　　　総合評価：PR，治療継続

3）次コース以降のレジメン内容

　変更やその理由など。
　記載例）TPF療法：3コース目，投与目的：導入化学療法
　　※2コース目投与後，シスプラチンによる腎機能低下および体重減少あり。
　　　　体重：60 → 57 kg，血清クレアチニン値：0.80 → 1.05 mg/dL
　　　　BSA：1.622 → 1.547 m^2，Ccr（Cockcroft-Gault）：78.1 → 56.5 mL/min

タキソテール（TXT）：75 mg/m² → 116 mg/body → 115 mg/body
　　　　　　　点滴静注：第1日目
シスプラチン（CDDP）：75 mg/m² → 116 mg/body → 115 mg/body
　　　　　　　点滴静注：第1日目
　　　　　　　→腎機能低下のため50％減量とする。
　　　　　　　57.5 mg/body → 55 mg/body
フルオロウラシル（5-FU）：750 mg/m²/day → 1,160 mg/body/day
　　　　　　　→ 1,150 mg/body/day
　　　　　　　持続点滴静注：第1〜5日目
投与間隔：3週間，投与予定：3コース

VII 治療成績の記載事項

1 患者数

外来患者総数
入院患者総数

2 多発癌，重複癌

3 主たる治療法と補助療法

手術療法
放射線療法
薬物療法
その他

4 治療態度

根治的および非根治的
術前，術後，姑息的

5 治療成績の解析

治療成績は，日本癌治療学会癌の治療に関する合同委員会編『日本癌治療学

会・癌規約総論』（1991年，金原出版）および UICC の general rule を基本にしている。成績の表示にあたっては，対象症例の定義，他病死，追跡不能症例，死因不明例の扱いを明記する必要がある。

6 対象症例

　対象症例はすべて組織学的に確認された症例でなくてはならない。諸事情で組織学的な確定診断が得られず，臨床的に明らかに癌と思われる症例については別に検討する必要がある。対象症例の設定は生存率算出のため最も重要である。

1) 一次例または未治療例
　初診時点まで他施設で当該癌に対して治療を受けていない症例。診断のための試験切除は既治療とはしない。

2) 二次例または既治療例
　当該癌に対して初診時に既に治療が開始されている，あるいは終了している症例。

3) 確定症例
　定義は研究目的によって研究者が自由に判定することができる。ただし定義を明確に記載する必要がある。一般には全対象症例から明らかな他病死および治療中断例を除いた症例をいう。追跡不能例は除外しない。

7 追跡

1) 追跡基点
　基本的には治療方針の決定日とされるが，治療が行われた患者は治療開始日としてよい。非治療患者は治療を行わないと決定した日となる。口腔癌では初診日と治療方針決定日と大差がないことが多く，初診日としてもよい。

2) 追跡日
　特定日法（通常12月31日）あるいは記念日法（通常は誕生日）である。追跡不能患者を最小にしなくてはならない。

3) 他病死（他因死）
　他病死は，明らかに当該癌以外の疾病が原因で死亡した症例。直接死因が他病でも死亡当時に当該癌の担癌状態であった症例，手術死および合併症死は他病死としない。

4) 原病死
　死亡時に原発巣，頸部リンパ節，遠隔臓器のいずれかに当該癌が残存してい

る症例。直接死因かは問わない。ただし，当該癌が残存していなくとも，手術死，合併症死は原病死に含まれる。

5）手術死
　手術後 30 日以内に死亡した症例。死因が手術を行ったことに求められる 30 日をこえてからの死亡は，手術死ではなく合併症死。

6）合併症死
　死因が当該癌に関して行った治療の副作用に求められる症例である。治療後の期間は問わない。

7）追跡不能
　追跡不能は期間中に生死が不明となった症例。追跡不能となった年月日（最終生存が確認された年月日）の確認が必要である。

8）死因不明例
　死亡は確認されているが，その死因が不明である症例。多くはアンケート調査で死亡が確認された症例となる。最終診察日に担癌状態ではなかったことが条件となる。担癌状態では原病死となる。5 年以内に死亡した死因不明例は統計処理上，原病死と同じ処理をする。

8　生存率

　診断から一定期間後に生存している確率を生存率といい，通常は％で示される。生存率の比較を行う場合は通常 5 年生存率がよく用いられ，便宜上，治癒率の目安になっている。5 年生存率の算出には，対象者全員について 5 年後の生死を把握することが必要であるが，様々な理由で 5 年後の生死を確認できない場合がある。このような中途打ち切り例には，①消息不明例，②観察期間が終了するまでに観察を打ち切った例の 2 種類がある。これらの 2 種類の中途打ち切り例は同等の扱いであるが，消息不明例は他の場所で死亡したため消息不明となるなど，疾患の予後と関連した理由で消息不明になる場合もある。信頼される生存率の算出には消息不明例の割合は 5％未満であることが求められる。

1）粗生存率と相対生存率
　生存率は粗生存率と相対生存率に大別される。粗生存率は観察対象患者に相当する一般集団の生存率（期待生存率）を考慮しない生存率であり，相対生存率は期待生存率を考慮した生存率である。
　粗生存率の計算方法には直接法と，生命表法による累積生存率を求める方法がある。

(1) 粗生存率
a) 直接法
　観察開始時点から一定の年限を経過した症例について，生存者数を対象者数で割った値で示される．消息不明例の取扱いによって，最大生存率(消息不明例をすべて生存とみなす)，最小生存率(消息不明例をすべて死亡とみなす)，推定生存率(消息不明例を対象から除外)の3種類の生存率が計算される．

b) 生命表法による累積生存率
　癌の臨床研究で最もよく使用される方法である．利点は，症例により観察期間が異なっていてもすべての症例のデータが使用可能であること，経時的に経過の観察や治療効果の判定が可能になることである．

(2) 相対生存率
　対象者と同じ特性(性，年齢，暦年など)を持つ一般集団の期待生存率を算出して，粗生存率をそれで除することにより，その影響を補正する方法である．国立がん研究センターから，全国の性，年齢，暦年別の1～15年生存率(期待生存率)が報告されており，これを利用して対象者における期待生存率を求めることが可能である．

2) 生命表法による累積生存率

(1) 生命保険数理法
　生命表法による累積生存率の計算は，古くから生命保険で使用されていたので生命保険数理法とよばれる．生命保険数理法による生存率は各区間の生存率を掛け合わせて導くため累積生存率とも呼ばれる．観察期間を年単位あるいは月単位で数個に区切り，それぞれの区間ごとの死亡率と生存率を計算し，全期間を通じての累積生存率を算出する．中途打ち切り例は，最後に生存が確認された時期と次の追跡時期とのちょうど半分の期間生存していたと仮定して計算することが特徴である．

(2) Kaplan-Meier法
　Kaplan-Meier法は生命保険数理法に似ているが，観察期間を数個に区切るのではなく，実際に観察された期間ごとに生存率を逐次計算する方法である．中途打ち切り例は，発生した時点で観察人数から除外する．生命保険数理法のように，中途打ち切り例は，最後に生存が確認された時期と次の追跡時期とのちょうど半分の期間生存していたと仮定しないため，統計学的に信頼性が高く優れていると考えられる．50例以下の少数の観察対象者数では，Kaplan-Meier法による生存率の算出が推奨される．

一般に生存率を示す場合は以下の記載が必要である。
① 対象者の種類

　腫瘍の種類，病期，治療法など。

② 対象者数

　観察開始の対象者数に加え，可能ならば観察期間別の対象者を示すことが望まれる。

③ 観察開始時点，観察期間
④ 消息不明例および脱落例の数
⑤ 除外例の内訳
⑥ 死亡数および死因

　全死因，原病死，他因子など。

⑦ 生存率の計算方法及び有意性の計算方法

　その他，留意点

⑧ 生存率の他に，可能であればGreenwoodの近似式を用いて標準誤差を計算し，95％信頼区間を示して置くことが望まれる。
⑨ 生存率の計算期間は対象の種類や観察期間で異なるが，少なくとも5年生存期間と生存曲線を示すことが望まれる。
⑩ 観察開始後，短期間に大部分の症例が死亡し，5年生存率が0に近似する場合，50％生存率を計算し，示すことが望まれる。

3）生存期間

　生存期間とは，起算日からイベントが起こるまでの期間。がん領域で用いられる主な生存期間を以下に示す。

　（1）全生存期間（overall survival：OS）

　　起算日から死因を問わないすべての死亡（全死亡）が起こるまでの期間。起算日は観察研究では治療確定日や診断確定日，臨床試験では登録日（ランダム化比較試験の場合は割付日）が用いられる。全生存期間中央値（median survival time：MST）は，Kaplan-Meier法で描出された生存曲線で，起算日から数えて，生存率が初めて50％を下回る時点までの期間。

　（2）無増悪生存期間（progression-free survival：PFS）

　　起算日から増悪あるいは再発か死亡のうち早い方までの期間。あらゆる原因によるすべての死亡をイベントとして算出する。

　（3）無病生存期間（desease-free survival：DFS）

　　起算日から再発，死亡，二次癌の診断のうち早い方までの期間。起算日は手術など，無病状態が達成された日が用いられる。治療開始日や診断確

定日を起算日とすることもある．臨床試験では登録日（ランダム化比較試験の場合は割付日）が用いられる．

4）生存率・生存期間の比較

(1) 特定時点での生存率の比較

ある特定の時点での累積生存率を単純に比較するには，Greenwoodの近似式により標準誤差を計算して検定を行う方法がある．ただし，他の要素（例えば両群間の年齢構成など）が影響を与えている可能性がある場合には，その要素を層別して集計し，その影響を補正したうえで検定を行うことが望ましい（Mantel-Haenszel検定）．

(2) 生存率曲線の比較

Kaplan-Meier法で得られた2本の生存曲線を比較する方法には，①Cox-Mantel検定（Cox-Mantel test），②ログランク検定（logrank test），③一般化Wilcoxon検定（generalized Wilcoxon test），などがある．いずれも時間推移に伴う生存率の変動を基にしたノンパラメトリック検定であり，一般的にはどの方法を用いても差し支えない．ただし，ログランク検定は長期的な生存率の差に鋭敏で，一般化Wilcoxon検定は短期的な生存率の差に鋭敏であるなど，それぞれの特徴があるため，解析目的に合った方法の選択が望まれる．

(3) Coxの比例ハザードモデル

2本の生存曲線を比較しようとしたとき，他の予後因子に偏りがあれば，偏りを除去して比較する必要がある．Coxの比例ハザードモデルでは，各時点における瞬間死亡率（ハザード，hazard）を時間関数と考え，他の因子は修飾因子として比例的に作用すると考える．同時に多数の因子を考慮しつつ，各群の生存率（補正生存率）を計算することができるほか，各因子の予後因子としての相対リスクをハザード比（hazard ratio）の形で推測することが可能となる．

(4) ロジスティック解析

個々の症例の生存・死亡の結果のみに着目して，予後因子の相対リスクをオッズ比（odds ratio）の形で推測するのがロジスティック解析（logistic analysis）である．死亡のオッズ（死亡確率と生存確率）を，他の予後因子から受ける影響を相互に調整した上で推測するものである．個々の予後因子について，その影響があるときの，ないときに対する相対リスクを両者のオッズの比率として表現する．

5）統計解析上の留意点

　生存時間分析（survival analysis）は，近年のコンピュータおよび統計ソフトの発達により簡単に統計計算が可能となっている。しかし，適用方法自体を間違うと誤った結果を招くため，実際の統計手法の適応や解釈にあたっては統計専門家の協力が必要とされる。

　検定結果の取扱いは，経験的に有意水準を 0.05 に設定して有意性の判断をすることが多い。$p<0.01$ であれば明らかに有意。逆に $p>0.10$ であれば明らかに有意でないと判断できるが，p 値が有意水準の 0.05 に近い場合（目安として $0.04<p<0.10$ 程度）には，判断を保留して，①症例数を増やして再検討する。あるいは，②念のため他の検定方法を使って検定して有意性を確認することが望まれる。2 つの検定方法で同じ結果が得られれば問題はないが，結果が異なれば両方の検定結果を示すことが妥当で，検定結果が有意になった方のみを示すのは不十分である。

VIII　機能・QOL 評価

1　言語機能評価

単音節発語明瞭度，（広瀬の）会話明瞭度

2　摂食・嚥下機能評価

1）咬合・咀嚼

　山本の咬度表でのアンケート調査，発色ガム検査，デンタルプレスケール検査，篩分法，ATP 法，チューインガム法，ワックス法，岡本法

2）嚥下

　水飲み検査，ビデオ嚥下造影法（VF），経鼻内視鏡検査（VE），頸部聴診法

3　QOL 評価

HN35，QLQ30，FACT

T 分類早見表

Tis：上皮内癌

TX：原発腫瘍の評価不可能

T0：原発腫瘍を認めない

T1：最大径≦2 cm かつ深達度≦5 mm

T2：最大径≦2 cm かつ 5 mm＜深達度
　　　または 2 cm＜最大径≦4 cm かつ深達度≦10 mm

T3：2 cm＜最大径≦4 cm かつ 10 mm＜深達度
　　　または 4 cm＜最大径かつ深達度≦10 mm

T4a(口唇)：下顎骨皮質を貫通，下歯槽神経，口腔底／口底，皮膚(オトガイ部／外鼻)に浸潤

T4a(口腔)：4 cm＜最大径かつ 10 mm＜深達度
　　下顎／上顎の骨皮質を貫通，上顎洞に浸潤，顔面皮膚に浸潤

T4b(口唇および口腔)：咀嚼筋間隙，翼状突起，頭蓋底に浸潤，内頸動脈を全周性に取り囲む

N 分類早見表

臨床的 ENE は cENE と記載することを推奨する

NX：領域リンパ節の評価不可能

N0：転移なし

N1：単発 3 cm 以下かつ cENE(−)

N2

　　N2a：単発 3 cm をこえ 6 cm 以下かつ cENE(−)

　　N2b：同側多発転移で 6 cm 以下かつ cENE(−)

　　N2c：両側／対側転移で 6 cm 以下かつ cENE(−)

N3

　　N3a：6 cm をこえる転移で cENE(−)

　　N3b：cENE(＋)

ENE：節外浸潤(extranodal extension)

pN 分類早見表

pNX：評価不能
pN0：転移なし
pN1：単発 3 cm 以下，ENE（－）
pN2
　　pN2a：単発 3 cm 以下，ENE（＋）
　　　　　単発 3 cm をこえ 6 cm 以下，ENE（－）
　　pN2b：同側多発転移，6 cm 以下，ENE（－）
　　pN2c：両側 or 対側転移，6 cm 以下，ENE（－）
pN3
　　pN3a：6 cm をこえる転移，ENE（－）
　　pN3b：3 cm をこえ ENE（＋）
　　　　　同側多発，両側あるいは対側転移，ENE（＋）

ENE：節外浸潤（extranodal extension）

病期早見表

	N0	N1	N2	N3	M1
Tis	0				
T1	I	III	IVA	IVB	IVC
T2	II	III	IVA	IVB	IVC
T3	III	III	IVA	IVB	IVC
T4a	IVA	IVA	IVA	IVB	IVC
T4b	IVB	IVB	IVB	IVB	IVC

解 説

I 解剖学的事項

1 原発巣 primary lesion

　口腔は，上下の赤唇縁から舌分界溝―口蓋舌弓―硬口蓋後縁までの間の重層扁平上皮で被覆された領域で，中咽頭と隣接する。歯および歯槽を含み，上下の歯と歯槽より皮膚側の口腔前庭と内側の固有口腔に区別される。消化管の入り口であり，呼吸や構声にも関与する。

1）舌 tongue

　舌粘膜は，有郭乳頭より前（舌前方 2/3）の舌背，舌側縁（舌前方 2/3）および舌下面（舌腹）で構成されている部分をいう。

2）歯肉・歯槽粘膜（上顎・下顎）gingival・alveolar mucosa（maxillary・mandibular）

　歯肉は遊離歯肉と付着歯肉とに区別され，歯槽粘膜は付着歯肉に連続して唇頬側では唇および頬移行部，上顎口蓋側では横口蓋ヒダ，口蓋水平部分と垂直部分との境界，下顎舌側では口腔底／口底水平部分と垂直部分との境界で囲まれている部分をいう。なお，解剖学では正常構造を対象としているので，無歯顎における歯肉に相当する解剖学用語は存在せず，あえていうならば"歯槽堤粘膜"である。本規約では歯槽粘膜や歯槽堤粘膜に生じたものについても，すべて歯肉癌と表記する。

3）頬粘膜 buccal mucosa

　UICC 分類では，上・下唇の粘膜面，頬の粘膜面，臼後部，上・下頬歯槽溝（口腔前庭）よりなる。

（1）上・下唇の粘膜面

　　口角から上顎もしくは下顎の犬歯遠心面を結んだ線と，粘膜皮膚境界縁，口唇溝の最深部から粘膜皮膚境界縁側 1 cm の線とで囲まれた方形の部分。

（2）頬の粘膜面

　　上顎と下顎の頬側溝の間の部分。

（3）臼後部

　　扁桃窩の辺縁を形成している歯肉の後方部分。

（4）上・下頬歯槽溝（口腔前庭）

　　前方は犬歯の遠心面，後方は口蓋舌弓までで，歯肉歯槽粘膜境界線と頬側，溝の最深部から頬粘膜 1 cm の線とで囲まれた方形の部分。

4）口腔底／口底 floor of mouth

　口腔底／口底粘膜は，舌側歯肉歯槽粘膜境界線と舌口腔底／口底境界線との間で囲まれた部

分。

5）硬口蓋 hard palate
　口蓋粘膜は，口蓋の水平部分と垂直部分との境界線と正中線および骨の裏打ちのない軟口蓋との境界で囲まれた三角形の部分。

6）口唇 lip
　口唇は皮膚との境界である赤唇縁から赤唇の表面だけを含むが，赤唇縁は含まれない。上唇，下唇と唇交連に分けられる。

7）小唾液腺 minor salivary gland
　歯肉および硬口蓋前方部を除く口腔粘膜内または粘膜直下に存在し，個々の導管が粘膜に多数開口している。部位により口唇腺（口唇粘膜中の混合腺），頰腺（頰粘膜中にある混合腺），臼歯腺（臼後三角の粘膜隆起中に分布する混合腺），口蓋腺（小唾液腺の中で最も多数存在し，硬口蓋中央部から軟口蓋の粘膜下にある粘液腺），舌腺（部位により前舌腺，後舌腺，側舌腺に分けられる。前舌腺：ブランダン・ヌーン腺とも呼ばれ，舌尖の下部にある混合腺。後舌腺：舌根および舌の側縁の後部にある粘液腺。側舌腺：有郭乳頭粘膜直下に分布する漿液腺）。

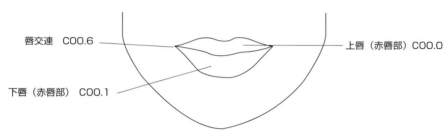

図 8　口唇の解剖学的部位と亜部位

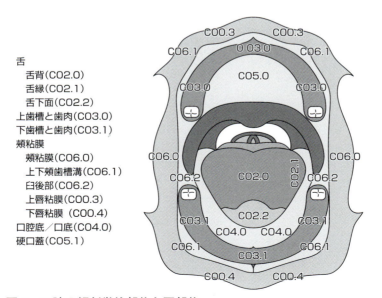

図 9　口腔の解剖学的部位と亜部位

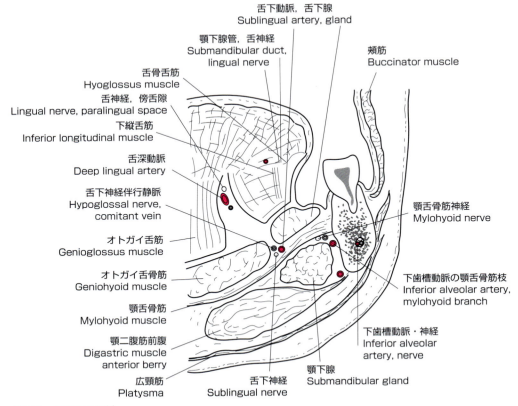

図10　口腔冠状断

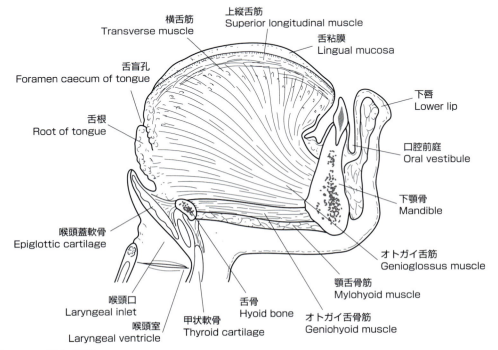

図11　口腔矢状断

Ⅰ．解剖学的事項　37

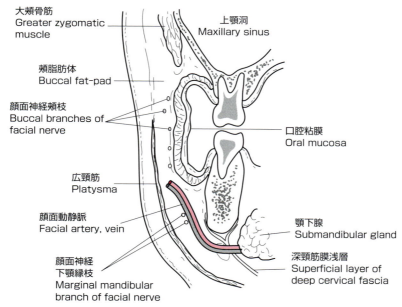

図 12　頬部冠状断

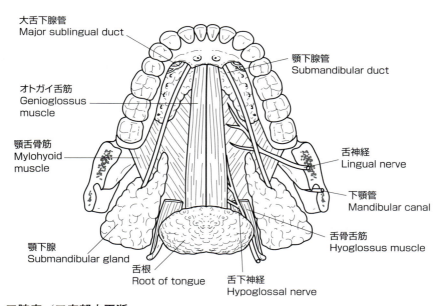

図 13　口腔底／口底部水平断

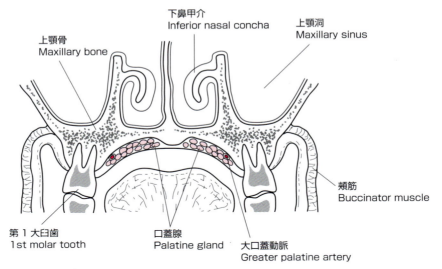

図 14 口蓋部冠状断

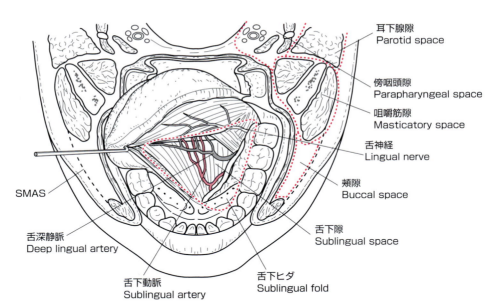

図 15 口腔領域の筋膜隙

2 領域リンパ節

『日本癌治療学会リンパ節規約』（2002年10月）に準じる。（表1，図16）

表1　領域リンパ節

1. オトガイ下・顎下リンパ節　submental nodes・submandibular nodes
    a. オトガイ下リンパ節　submental nodes
       広頸筋と顎舌骨筋の間で，下顎骨，舌骨，顎二腹筋前腹に囲まれた部位のリンパ節
    b. 顎下リンパ節　submandibular nodes
       広頸筋と顎舌骨筋の間で，下顎骨と顎二腹筋の前腹と後腹に囲まれた部位のリンパ節
2. 深頸リンパ節—外側群—　lateral deep cervical nodes
    a. 上内頸静脈/上内深頸リンパ節　superior internal jugular nodes
       顎二腹筋の後腹の高さで内頸静脈に沿ったリンパ節（上限は顎二腹筋後腹）
    b. 中内頸静脈/中内深頸リンパ節　middle internal jugular nodes
       肩甲舌骨筋上腹の高さで内頸静脈周囲に存在するリンパ節
    c. 下内頸静脈/下内深頸リンパ節　inferior internal jugular nodes
       肩甲舌骨筋下腹の高さで内頸静脈周囲に存在するリンパ節（静脈角リンパ節を含む）
    d. 副神経リンパ節　spinal accessory nodes
       副神経に沿って存在するリンパ節。僧帽筋の前縁より前にあり，上方では上内頸静脈/上内深頸リンパ節と区別できない。この区別ができないものは上内頸静脈/上内深頸リンパ節とする
    e. 鎖骨上窩リンパ節　supraclavicular nodes
       頸横静脈に沿うリンパ節。大・小鎖骨上窩にあるリンパ節。内側群と外側群に分ける。内側群を下内頸静脈/下内深頸リンパ節とし，外側群を鎖骨上（窩）リンパ節と分類する
3. 深頸リンパ節—正中群—　anterior deep cervical nodes
   ［前群］
    a. 喉頭前リンパ節　prelaryngeal nodes
       輪状甲状膜の上に存在するリンパ節
    b. 甲状腺周囲リンパ節　thyroid nodes
       甲状腺の被膜に接するリンパ節
    c. 気管前リンパ節　pretracheal nodes
       頸部気管の前方に接するリンパ節
    d. 頸部気管傍リンパ節　cervical paratracheal nodes
       反回神経に沿うリンパ節
   ［後群］
    a. 咽頭後リンパ節　retropharyngeal nodes
       咽頭側面および背面に存在するリンパ節
    b. 頸部食道傍リンパ節　paraesophageal nodes
       頸部食道に沿って存在するリンパ節
4. 耳下腺リンパ節　parotid nodes
   耳下腺筋膜に対する位置関係から浅群と深群に分ける
    a. 浅耳下腺リンパ節　superficial parotid nodes
       耳下腺浅葉の上に存在し，耳介の前にあるリンパ節
    b. 深耳下腺リンパ節　deep parotid nodes
       1）耳介下リンパ節
       胸鎖乳突筋前縁，咬筋，頸筋膜に囲まれて耳下腺の下極にあるリンパ節
       2）耳下腺内リンパ節
       耳下腺の浅葉と深葉の間に介在する疎な結合組織層に埋没しているリンパ節
5. 浅頸リンパ節　superficial cervical nodes
   胸鎖乳突筋表面で外頸静脈に沿うリンパ節
    a. 前頸静脈リンパ節　anterior superficial cervical nodes
       前頸静脈に沿ったリンパ節
    b. 外頸静脈リンパ節　lateral superficial cervical nodes
       外頸静脈に沿ったリンパ節
6. その他のリンパ節
    a. 舌リンパ節　lingual nodes
       正中舌リンパ節と外側舌リンパ節に大別される。舌癌の転移がみられる場合がある
    b. 顔面リンパ節　facial nodes
       眼瞼，鼻，その他の顔面，頬粘膜からのリンパを集める少数不定のリンパ節。顔面動脈に伴行し，輸出管は顎下リンパ節へ注ぐ。頬筋リンパ節 buccinator nodes，鼻唇リンパ節 nasolabial nodes，頬リンパ節 malar nodes に細分される
    c. 下顎リンパ節　mandibular nodes
       下顎外方にあるリンパ節

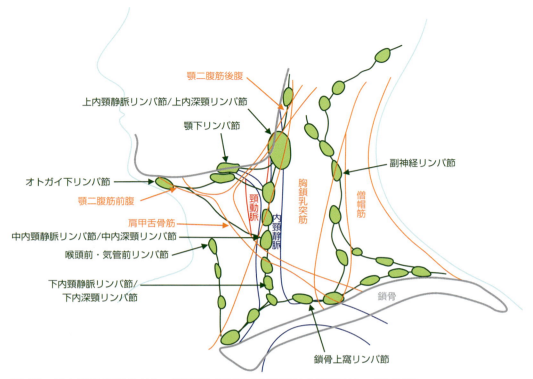

図16　日本癌治療学会リンパ節規約（2002年）に準じた頸部リンパ節分類

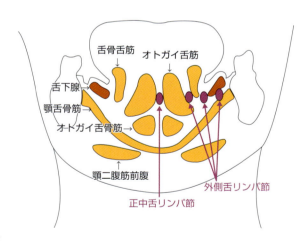

図17　舌リンパ節

Ozeki S, Tashiro H, Okamoto M, Matsushima T. J Maxillofac Surg. 1985 Dec；13（6）：277-81 より改変

国際的には，頸部郭清の範囲を基本としたACHNSO*(1991年)によるレベル分類が広く用いられており，近年これを細分化したAAO-HNS**分類(2002年)も示されている(**図18**，**表2**)。

　　＊ACHNSO：Academy's Committee for Head and Neck Surgery and Oncology
　＊＊AAO-HNS：American Academy of Otolaryngology-Head and Neck Surgery

＜レベル分類と日本癌治療学会リンパ節規約分類の対応関係＞
　　Level ⅠA：オトガイ下リンパ節
　　Level ⅠB：顎下リンパ節
　　Level ⅡA：上内頸静脈/上内深頸リンパ節(前方)
　　Level ⅡB：上内頸静脈/上内深頸リンパ節(後方)
　　Level Ⅲ　：中内頸静脈/中内深頸リンパ節
　　Level Ⅳ　：下内頸静脈/下内深頸リンパ節
　　Level ⅤA：副神経リンパ節
　　Level ⅤB：鎖骨上窩リンパ節

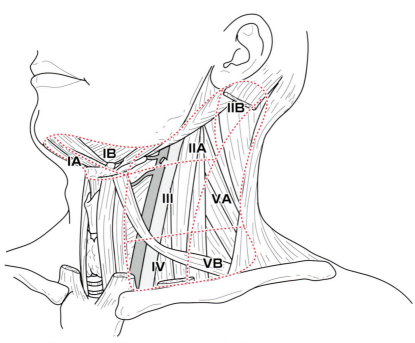

図18　頸部リンパ節レベル分類(Level Ⅵ，Ⅶは省略)

表2 頸部 Level と Sublevel の境界を規定する解剖学的構造

Level	境界 上方	下方	前方(内側)	後方(外側)
ⅠA	下顎正中	舌骨体	対側顎二腹筋前腹	同側顎二腹筋前腹
ⅠB	下顎体	顎二腹筋後腹	顎二腹筋前腹	茎突舌骨筋
ⅡA	頭蓋底	舌骨体下縁に一致した水平面	茎突舌骨筋	副神経に一致した垂直面
ⅡB	頭蓋底	舌骨体下縁に一致した水平面	副神経に一致した垂直面	胸鎖乳突筋外側縁
Ⅲ	舌骨体下縁に一致した水平面	輪状軟骨下縁に一致した水平面	胸骨舌骨筋外側縁	胸鎖乳突筋外側縁または頸神経叢知覚枝
Ⅳ	輪状軟骨下縁に一致した水平面	鎖骨	胸骨舌骨筋外側縁	胸鎖乳突筋外側縁または頸神経叢知覚枝
ⅤA	胸鎖乳突筋と僧帽筋の交点	輪状軟骨下縁に一致した水平面	胸鎖乳突筋外側縁または頸神経叢知覚枝	僧帽筋前縁
ⅤB	輪状軟骨下縁に一致した水平面	鎖骨	胸鎖乳突筋外側縁または頸神経叢知覚枝	僧帽筋前縁

Ⅱ 画像的事項

1 T-原発腫瘍の判定

　口腔癌の T-原発腫瘍の判定には，視診・触診などの評価に加えて，再現性と客観性に優れた画像診断法が利用される。現在，様々なモダリティが利用可能であるが，その適用に際しては，それらの特性を理解し検査費用や被曝，患者の意向にも配慮して最適な診断手順をとるのが望ましい。特に深達度の判定には画像診断が必須となる。

1)口内法・パノラマX線画像等

　口腔癌で顎骨浸潤が疑われる場合，一般にスクリーニング的に口内法やパノラマX線画像が利用される。デンタル等の口内法X線画像は，腫瘍による骨吸収の微細な辺縁形態を検出できるが，骨梁が重複し視野が限定される。パノラマX線画像は開口障害のある症例にも対応でき，顎骨を総覧できるが，口内法X線画像よりも鮮鋭度は劣り障害陰影が影響する。下歯肉／下顎歯肉癌の場合は腫瘍の骨浸潤と骨吸収型の評価に利用しうる。ただし，正確な進展範囲の評価にはMRIやCTが必要である。

2)MRI

　MRIは軟組織コントラストに優れた任意の断面画像を得られることから，口腔癌の画像診

Ⅱ．画像的事項　43

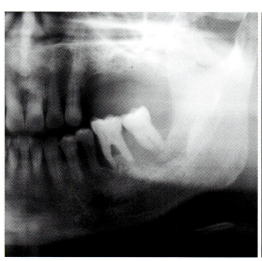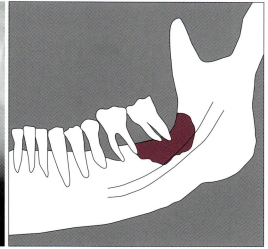

図19　60代・男性　左側下歯肉／下顎歯肉扁平上皮癌
　　　パノラマX線画像（左）と模式図（右）
下顎左側大臼歯部歯槽骨に骨吸収が認められる。下顎左側第二大臼歯は浮遊歯の状態である。骨吸収縁はやや不整なるも骨吸収部に遊離骨片は認められない。骨吸収は下顎管に達している可能性があるが明確ではない。

断の中核としての位置にある。T1強調像、T2強調像を基本として水分子拡散を画像化する拡散強調画像も日常的に利用されている。腫瘍の診断では原則としてガドリニウム造影剤による経静脈的造影が必要となる。撮影断面は横断像と冠状断像が必要であり、矢状断像が有用な場合もある。一般的に扁平上皮癌は、T1強調像で隣接する筋組織と同等の比較的低い信号強度を呈し、脂肪抑制T2強調像ではリンパ組織と同等からやや低い程度の不均一な比較的高信号を呈する。腫瘍内部の壊死や嚢胞状化を生じた部分は高信号を呈し、線維化や角化など水分に乏しい部分は低信号となる。造影後にはT1強調像において腫瘍は、新生血管と造影剤の血管外細胞外腔への移行により、周囲組織よりも信号強度が上昇しその範囲が明瞭化するが、造影のされ方は一般に不均一である。癌の骨髄浸潤の評価に優れるが、偽陽性に注意する必要がある。MRIは一般にCTよりも歯科用金属による影響は少ないといえるが、磁性体金属により顕著なアーチファクトで画像化できない場合もある。また撮影時間が長いため、CTよりも患者の動きによるアーチファクトを受けやすい。

3) CT，歯科用コーンビームCT（CBCT）

　CTは生体のX線吸収係数を画像化したものであり、多方向からの収集データにより断層画像を得る手法である。最近の装置では検出器の多列化が進み、体軸方向のデータが緻密となり等方ボクセルによる撮影が日常的に可能となっている。口腔癌原発巣の進展範囲の評価はMRIに劣るが、広い範囲の高分解能撮影が可能で骨浸潤やリンパ節転移の評価が明快である

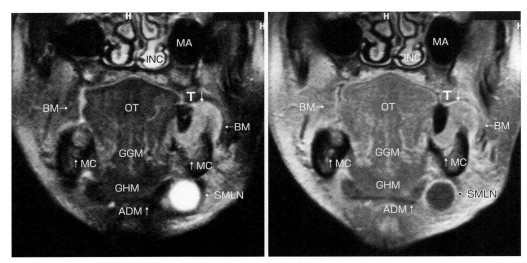

図 20　60 代・男性　左側下歯肉／下顎歯肉扁平上皮癌（図 19 と同症例）
　　　　脂肪抑制 T2 強調 MR 冠状断像（左）と脂肪抑制造影 T1 強調 MR 冠状断像（右）
腫瘍 T（矢印）は T2 強調像では比較的高信号を呈し，やや不均一に造影される。腫瘍は頰舌側に膨隆し頰側では頰筋付着部に達する進展を示している。下顎管は拡大し内部の信号強度が高く腫瘍との連続性が認められ，浸潤が示唆される。左側の顎下リンパ節（SMLN）に転移陽性所見が認められる。

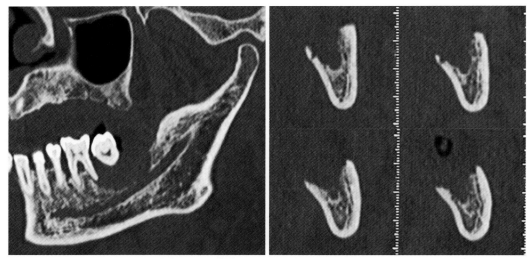

図 21　60 代・男性　左側下歯肉／下顎歯肉癌（図 19, 20 と同症例）
　　　　歯列に平行な矢状断（左）と歯列に垂直な冠状断 CT 像（右）
下顎管壁の消失が明瞭に認められ，腫瘍による骨吸収は下顎管に達していると判断される。

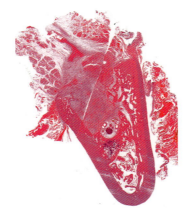

図22　病理マクロ冠状断像（HE染色）（図19，20，21と同症例）

点で有用性は高い．上方は上咽頭から，下方は鎖骨上窩レベルまで撮影範囲に含める．軟組織と骨それぞれに適した再構成関数による画像表示が必要である．単純CTでは軟組織コントラストが不足するため，原則として口腔癌の診断には経静脈的造影が必要となる．造影後には腫瘍は周囲組織よりも濃度が上昇しその範囲が明瞭化するが，内部の造影のされ方は一般に不均一である．歯科用コーンビームCT（CBCT）は撮影範囲を限定し患者被曝線量を低減させ硬組織に特化したCTであり，一般的なCTよりも高分解能であるが，軟組織コントラストがさらに不足するため口腔癌の診断には向かない．また一般にCTは，MRIと比較し歯科用金属によるアーチファクトにより原発巣を評価できない場合が多い．

4）US（超音波検査 Ultrasonography）

　舌や口腔底／口底，頬粘膜などに生じた比較的小さな癌では，術中用小型超音波探触子を使用した口腔内走査により，原発巣の厚さや深達度（DOI），範囲の評価が可能である．癌が大きく舌根部や咽頭などの周囲組織に進展した場合には，その全体像を把握することは困難である．一般に扁平上皮癌は，粘膜上皮と連続性を有する低エコー域として描出されるが，周囲の炎症や治療後の瘢痕形成と区別が困難な場合もある．音響カップリング材を介して口腔粘膜に口腔内走査を行なうと，粘膜表面での反射が線状高エコー，粘膜上皮層が線状低エコー，粘膜下層と固有筋層が比較的高エコーとして描出される．腫瘍は外向性の発育や潰瘍による表面の陥凹を伴う場合があり，深達度（DOI）の評価は仮想正常粘膜基底部から最深部までを計測するべきである．適度な厚さの音響カップリング材を適用するなど，腫瘍の外形をできるだけ変形させないような走査方法を工夫する必要がある．

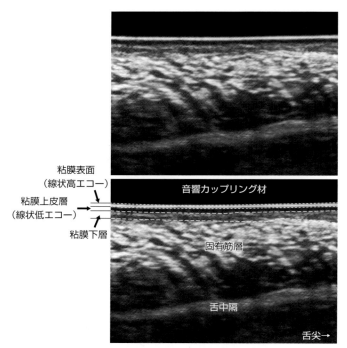

図23 正常な舌側縁部の口腔内超音波横断像

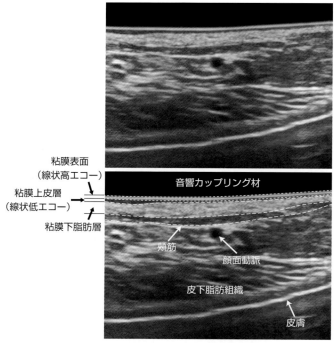

図24 正常な頰粘膜部の口腔内超音波横断像

Ⅱ．画像的事項　47

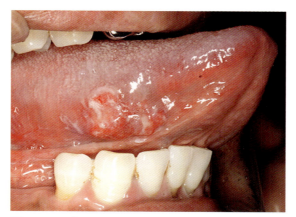

図25　50代・男性　舌扁平上皮癌（右舌縁）
口腔内写真

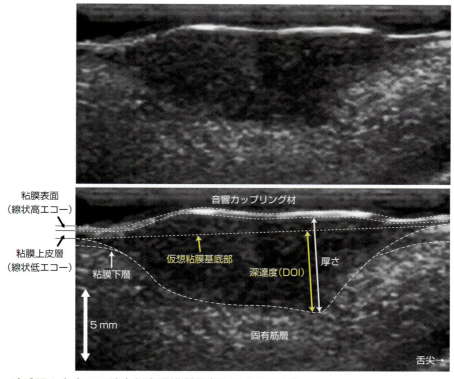

図26　舌扁平上皮癌の口腔内超音波横断像（図25と同症例）
一般に扁平上皮癌は，粘膜上皮層と連続性のある低エコー域として認められる．粘膜表面が線状高エコー，粘膜上皮層が線状低エコー，粘膜下層と固有筋層がその深部に比較的高エコーの領域として描出される．口腔内超音波走査では腫瘍の厚さを計測でき，さらに正常粘膜上皮層が描出できる範囲では，仮想粘膜基底部を設定することで深達度（DOI）を評価可能である．

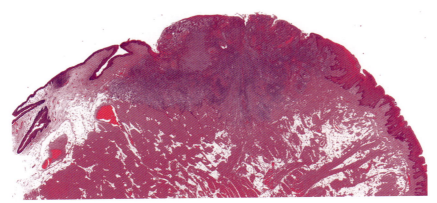

図27　病理マクロ冠状断像（HE染色）（図25，26と同症例）

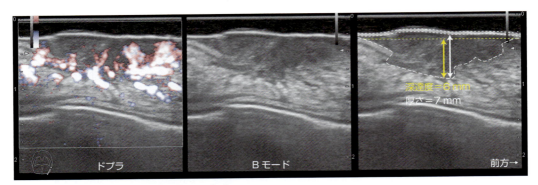

図28　80代・男性　左側舌扁平上皮癌
　　　口腔内超音波横断像
音響カップリング材を併用した口腔内走査では，腫瘍は粘膜上皮層と連続性のある境界不明瞭で不整形の低エコー域として認められ，深部辺縁に凹凸を有し厚さ7 mm・深達度（DOI）6 mm程度である。ドプラでは深部辺縁から腫瘍内部にかけて血流が認められる。

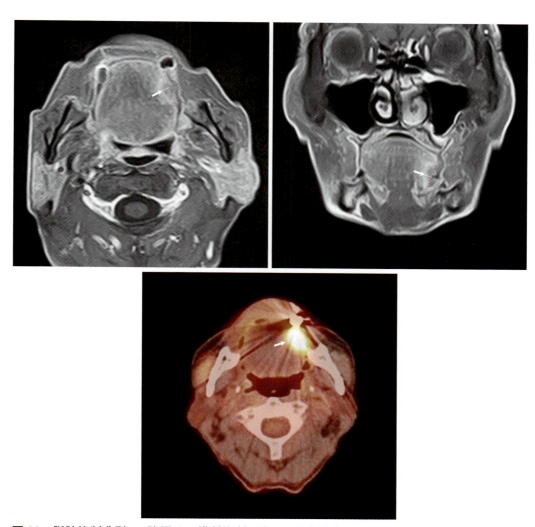

図29　脂肪抑制造影T1強調MR横断像(左上)，冠状断像(右上)とFDG-PET/CT横断像(下)(図28と同症例)

腫瘍(矢印)は左側の舌側縁にやや不均一に造影される病変として認められ，辺縁部がより強く滲むように造影されており，PET/CTではFDGの集積が認められる。MRでは正常舌粘膜部を結ぶ仮想線から浸潤先端に垂線を引き，深達度(DOI)として計測する手法が用いられる。

5) PET(陽電子放射断層撮影法)

PETは，陽電子を放出する放射性薬剤を体内に投与して検査する撮影法である。最も多く使われている臨床検査薬は ^{18}F-FDG(^{18}F-フルオロデオキシグルコース，2-fluoro [^{18}F]-2-deoxyglucose)である。細胞は増殖速度が速いものほどより多くのエネルギーを必要とするため，癌細胞はより多くのFDGを取り込む。取り込まれたFDGは糖代謝を受けず細胞内にとどまり，その集積の程度はブドウ糖代謝を反映することとなる。口腔癌における有用性としては，病期診断(リンパ節転移・遠隔転移など)，悪性度診断，治療効果判定，再発診断など

50 解説

が挙げられる。非癌組織においても集積が見られる点は読影の際に要注意であり，大唾液腺や扁桃などのリンパ組織の生理的集積や，骨髄炎などの炎症性病変は偽陽性となる。

6) T-原発腫瘍の判定のための画像解剖

(1) 画像上確認すべき解剖構造

a. 骨組織：舌骨 HB，上顎洞 MA，下顎骨 MAN，上顎骨 MAX，下顎管 MC，下顎枝 MR

b. 筋肉：顎二腹筋前腹 ADM，頬筋 BM，口角下制筋 DAO，オトガイ舌筋 GGM，オトガイ舌骨筋 GHM，舌骨舌筋 HGM，舌骨下帯状筋（胸骨舌骨筋，胸骨甲状筋，甲状舌骨筋）ISM，上唇鼻翼挙筋 LAN，口角挙筋 LAO，頭長筋 LCA，頸長筋 LCO，上唇挙筋 LLS，外側翼突筋 LPM，口蓋帆挙筋 LVP，オトガイ筋 MEM，顎舌骨筋 MHM，咬筋 MM，内側翼突筋 MPM，大頬骨筋 MZM，鼻筋・口輪筋 NM/OOM，顎二腹筋後腹 PDM，広頸筋 PM，胸鎖乳突筋 SCM，茎突舌筋 SGM，甲状軟骨 TC，側頭筋 TM，口蓋帆張筋 TVP

c. 血管：上行咽頭動脈 APA，総頸動脈 CCA，外頸動脈 ECA，外頸静脈 EJV，顔面動脈 FA，顔面静脈 FV，内頸動脈 ICA，内頸静脈 IJV，内顎動脈 IMA，舌動脈 LA，下顎後静脈 RMV

d. 間隙(隙)：頬隙 BS，頸動脈隙 CS，咀嚼筋隙 MS，翼突下顎隙 PMS，傍咽頭隙 PPS，耳下腺隙 PS，咽頭後隙 RPS，舌下隙 SLS，顎下隙 SMS

e. 唾液腺：耳下腺 PG，舌下腺 SLG，顎下腺 SMG

f. リンパ節：中内頸静脈(中内深頸)リンパ節 MIJN，上内頸静脈(上内深頸)リンパ節 SIJN，顎下リンパ節 SMLN

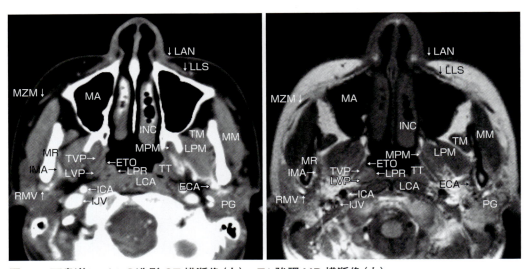

図 30　下鼻道レベルの造影 CT 横断像（左）・T1 強調 MR 横断像（右）

g. その他の解剖構造：頰脂肪体 BF，喉頭蓋 EG，耳管咽頭口 ETO，下鼻甲介 INC，外側咽頭陥凹（Rosenmüller 窩）LPR，舌中隔 LS，中咽頭 OP，舌 OT，耳下腺導管 PD，口蓋扁桃 PT，上頸神経節 SCG，粘膜下脂肪層 SFL，軟口蓋 SP，耳管隆起 TT

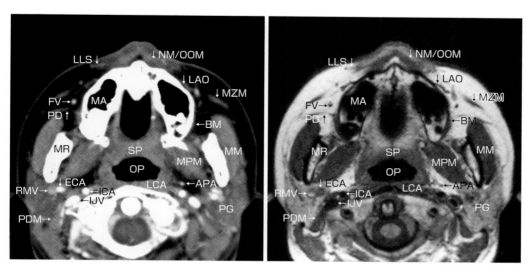

図31　上顎洞底レベルの造影 CT 横断像（左）・T1 強調 MR 横断像（右）

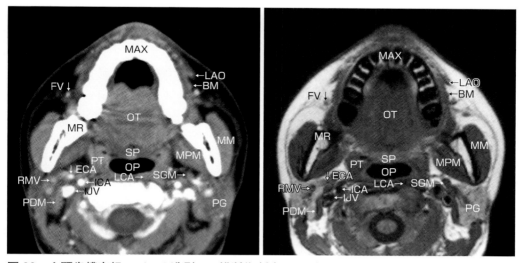

図32　上顎歯槽突起レベルの造影 CT 横断像（左）・T1 強調 MR 横断像（右）

52　解説

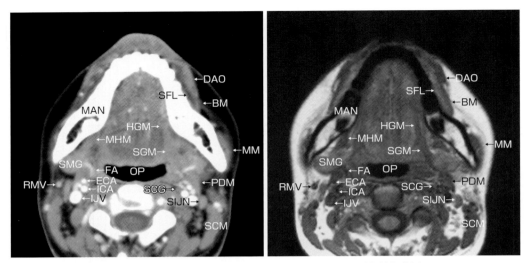

図33　下顎歯槽突起レベルの造影CT横断像（左）・T1強調MR横断像（右）

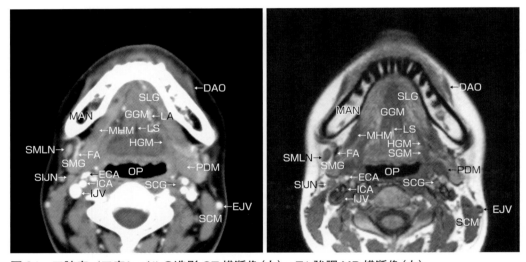

図34　口腔底／口底レベルの造影CT横断像（左）・T1強調MR横断像（右）

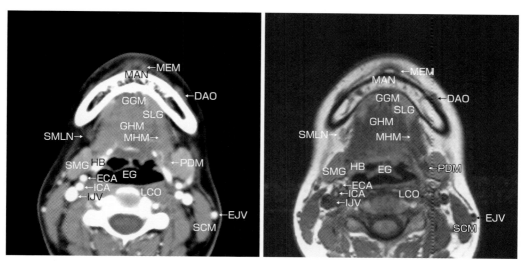

図35 顎下レベルの造影 CT 横断像（左）・T1 強調 MR 横断像（右）

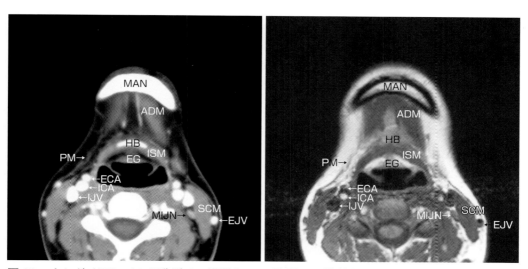

図36 オトガイ下レベルの造影 CT 横断像・T1 強調 MR 横断像

(2)間隙(隙)に基づいた評価

　MRI や CT を用いて口腔癌の進展範囲の判定を行なう上で，間隙(隙)に基づいた評価は非常に重要である．画像上確認すべき隙としては，頬隙 buccal space, buccinator space (BS)，咀嚼筋隙 masticator space (MS)，翼突下顎隙 pterygomandiular space (PMS)，舌下隙 sublingual space (SLS)，顎下隙 submandibular space (SMS)，傍咽頭隙 parapharyngeal space (PPS)，咽頭後隙 retropharyngeal space (RPS)，耳下腺隙 parotid space (PS)，頸動脈隙 carotid space (CS) などがある．

　頬隙は，内側で頬筋，外側で大・小頬骨筋などの表情筋に境界され，後方で咬筋や下顎骨，内・外側翼突筋や耳下腺に接する．舌下隙は舌の下方で顎舌骨筋の上内側，オトガイ舌筋・オトガイ舌骨筋の外側に位置し，前方は下顎骨で境界され，舌下腺とその導管，顎下腺の一部と顎下腺導管，舌骨舌筋，舌神経・舌下神経，舌動脈・静脈などが含まれる．後端部では顎下隙との間に筋膜の境界が存在せず，舌下隙に生じた病変は容易に顎下隙に波及する．

　顎下隙は顎舌骨筋の後外側，舌骨の上方に位置し，顎下腺，顎二腹筋前腹，舌下神経，顔面動脈・静脈，顎下リンパ節などが含まれる．後端部では舌下隙や傍咽頭隙との間に筋膜の境界が存在しない．

　傍咽頭隙は顔面深部に位置し，周囲に重要な多数の隙が接しており，偏位状態から病変の由来を推定しうる．前外側に接するのは咀嚼筋隙であり，咬筋，側頭筋，内側・外側翼突筋，下歯槽神経・動脈・静脈，下顎枝などが含まれる．この中にあり，下顎枝と内側・外側翼突筋との間の領域が翼突下顎隙である．後外側に接するのは耳下腺隙であり，耳下腺，顔面神経，下顎後静脈，外頸動脈，耳下腺リンパ節などが含まれる．後方に接するのは頸動脈隙であり，頸動脈鞘に包まれた頸動脈，内頸静脈，舌咽・迷走・副・舌下神経，交感神経叢，リンパ節など

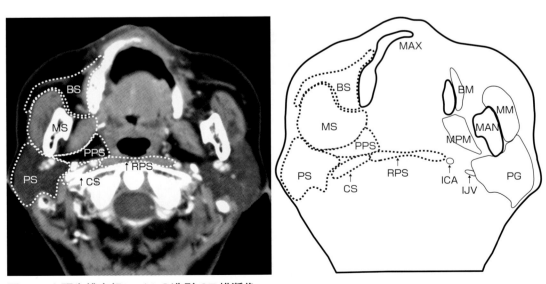

図37　上顎歯槽突起レベルの造影 CT 横断像

が含まれるが，頸動脈分岐部よりも上方では頸動脈鞘は不完全もしくは欠如する。後内側に接するのは咽頭後隙であり，主にリンパ節が含まれる。外側咽頭後リンパ節（Rouviere リンパ節）に口腔領域からの転移が認められる場合がある。

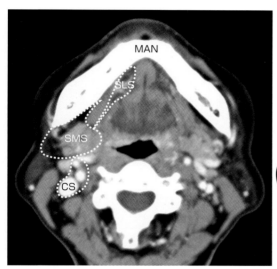
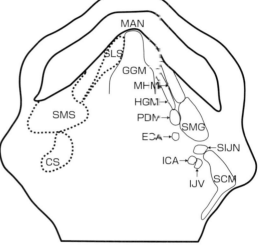

図 38　口腔底／口底レベルの造影 CT 横断像

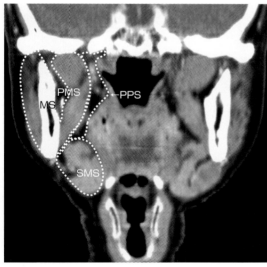
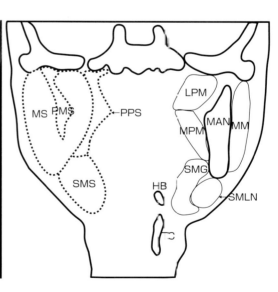

図 39　造影 CT 冠状断像

7) 下歯肉／下顎歯肉癌における骨吸収様式の分類（パノラマX線画像での判定）

a. 平滑型 pressure type：骨吸収縁が明瞭，平滑で骨吸収部に遊離骨片が認められないもの
b. 中間型 mixed type：骨吸収縁がやや不明瞭・不整で，骨吸収部に遊離骨片が認められないもの
c. 虫喰い型 moth-eaten type：骨吸収縁が不明瞭・不整で骨吸収部に遊離骨片が認められるもの

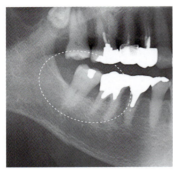 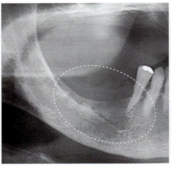 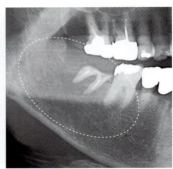

平滑型　　　　　　　　　中間型　　　　　　　　　虫喰い型

図40　下歯肉／下顎歯肉癌における骨吸収様式の分類

2　N-領域リンパ節の判定

　口腔癌のN-領域リンパ節の判定には，触診に加えて画像診断法が広く利用されている。一般に短径10 mmをこえるリンパ節は病的腫大と判断されるが，画像診断の進歩はそれ以下の転移リンパ節の検出能向上に貢献している。ただし，モダリティには一長一短があるため，総合的に判断する必要がある。

1) MRI

　撮影法の進歩に伴いリンパ節内部が詳細に描出されるようになりつつあるが，頸部はさまざまなアーチファクトが生じやすく，また，血管などの正常解剖構造が転移リンパ節に似た所見を呈する場合があるため，画像解釈には専門的な知識が必要となる。

2) CT

　画像解釈がMRIよりも明快であり，上咽頭から鎖骨上窩までリンパ節のチェックをするのに有用である。リンパ節を血管と区別しその分布を把握し，周囲組織との関係や内部構造を明確化するために，経静脈造影が必要である。単純CTでリンパ節の石灰化や転移腫瘍の角化を高吸収領域として検出できる場合がある。

3) US

頸部リンパ節転移診断において極めて有用な検査法である。非転移リンパ節は内部均一な低エコーの楕円体として描出され，脂肪や血管を含み高エコーを呈する門が認められることが多い。超音波ドプラ法（以下ドプラ）は血管の構築や分布の評価に用いられる。リンパ節の内部エコーや血管分布の評価は，転移の有無の判定に重要である。検出したリンパ節はレベルごとにナンバリングをしてマッピングするのが望ましい。短所は，視野が限られ画像の客観性・再現性がCTやMRIに劣り，診断精度が検査者に依存するため，検査・診断にトレーニングが必要となる点である。長所は，低コストで検査が簡便であり，非侵襲的で繰り返し検査が容易である点であり，術後の経過観察には最適である。超音波ガイド下穿刺吸引細胞診は，特異度の高い診断法として有用とされている。

4) PET

報告されている診断精度は様々であり，CTやMRI，USなどの検索範囲をこえた部位におけるリンパ節転移や遠隔転移巣などの検出に有用である。正確な解剖学的位置を評価する意味から，CTやMRI，USなどの形態的な画像診断法と併用されている。

5) 転移リンパ節の画像所見

一般に，リンパ節の大きさ・形態と，転移腫瘍の中心壊死などにより生じたリンパ節内部の欠損領域 focal defect により転移の有無が判断されている。CTやMRIでは，壊死領域が存在するとリンパ節内部が不均一に造影され，特に辺縁が線状に造影され囊胞状を呈する場合は rim enhancement と呼ばれている。この所見を呈するリンパ節は，結核性リンパ節炎などの場合を除いて，大きさにかかわらずほぼ間違いなく転移と判断でき，偽陽性が少ない所見である。USのドプラ所見では，欠損領域は血流の欠損像を呈し，囊胞状化した場合には辺縁部を取り巻く血流が認められる。一方，転移腫瘍の角化が単純CTで高吸収域として，USでは高エコー域として認められる場合がある。リンパ節の大きさについては，直径のクライテリアとして，CTやMRIでは短径（最小断面径）10 mm，USでは6〜8 mmとする基準が受け入れられている。転移腫瘍の増大に伴い，リンパ節が扁平な楕円体から球体に近づくことから，短径と長径の比率が1に近いほど転移リンパ節である確率が高くなる。画像分解能に満たない微小転移巣は当然検出できないが，腫瘍がリンパ節の大部分を置換していても，画像で転移と判断できない場合もある。

6) 経過観察におけるリンパ節の経時的変化

N0症例において，原発巣の治療後にリンパ節転移が顕在化することを，後発リンパ節転移と呼んでいる。画像で検出不能な微小転移が潜在的に存在していたものであり，術後の定期的な経過観察が重要である。一般的に画像による経過観察には，非侵襲的で検査費用の安価なUSが適するが，評価困難な部位に後発リンパ節転移が生じる場合もあるため，CTやMRIも適宜施行する必要がある。USによる経過観察の方法としては，原発巣治療後1年半程度まで

の間は，1カ月に1回程度の頻度の検査が推奨されている。経過観察における転移リンパ節の経時的変化は，短径が持続的に増大し，門部の変形・消失を伴いつつ類球形に変化する傾向が認められる場合が多い。

7）血管浸潤

リンパ節外への浸潤の有無や程度，頸動脈などの血管浸潤の評価において，画像診断法は必ずしも正確な情報は提供できていない。転移リンパ節の辺縁の不整さや周囲脂肪組織の鮮明さが節外浸潤の指標とされているが，病理組織レベルでの節外浸潤とは異なっている。血管浸潤については，血管と転移リンパ節とを境界する脂肪層が診断の指標とされているが，境界が不明瞭というだけで血管への浸潤があるとは断定できない。

8）N-領域リンパ節の判定のための画像解剖

（1）オトガイ下リンパ節（Level ⅠA）・顎下リンパ節（Level ⅠB）

オトガイ下部や顎下隙の脂肪組織内に認められる。総じて前後に細長い楕円体ないし不定形を呈する。下顎骨に近接した部分は見落とされやすいため注意が必要である。

（2）上内頸静脈（上内深頸）リンパ節（Level Ⅱ）・中内頸静脈（中内深頸）リンパ節（Level Ⅲ）・下内頸静脈（下内深頸）リンパ節（Level Ⅳ）

内頸静脈の前方と後方の脂肪組織内に，上下に連鎖するように分布して認められる。総じて上下に細長い紡錘形を呈する。最上位の上内頸静脈（上内深頸）リンパ節は頸静脈二腹筋リンパ節 jugulodigastric node と呼ばれ顎二腹筋後腹下方に位置し最も大きい。

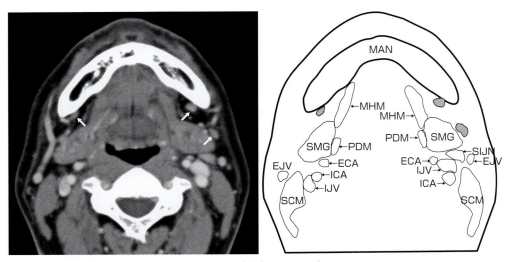

図41　造影CT横断像における顎下リンパ節（Level ⅠB）

II．画像的事項　59

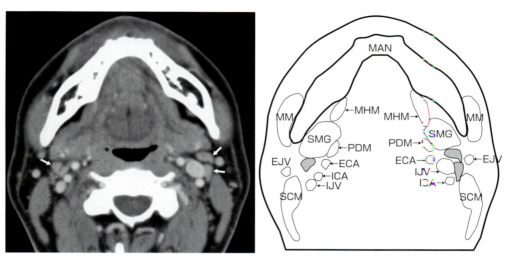

図42　造影CT横断像における上内頸静脈（上内深頸）リンパ節（Level ⅡA）

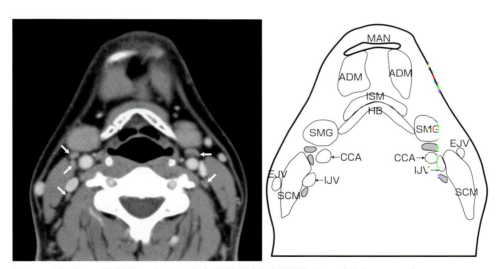

図43　造影CT横断像における中内頸静脈（中内深頸）リンパ節（Level Ⅲ）

(3) 舌リンパ節

　介在リンパ節であり通常は検出されないが，転移舌リンパ節が舌下隙に認められる場合があるため，リンパ節の検索の際に口腔底／口底部を忘れてはならない。

9) 転移リンパ節の具体例

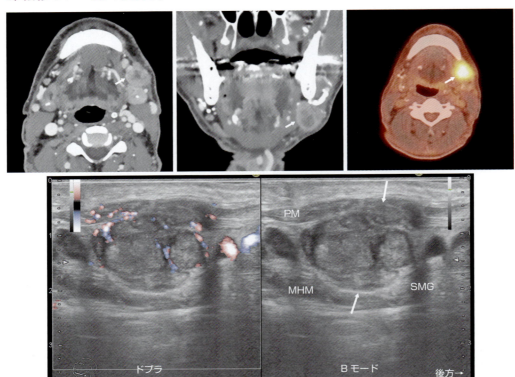

図44 60代・男性　左側下歯肉／下顎歯肉扁平上皮癌　左側顎下リンパ節転移
（病理組織学的に節外浸潤あり）
造影CT横断像（左上），造影CT冠状断像（中上），FDG-PET/CT横断像（右上）とUS横断像（下）

転移顎下リンパ節は，CTでは類球形の腫大像を呈し内部に中心壊死に伴うfocal defectを有しており，PET/CTではFDGの集積が認められる（矢印）。USでは門（hilum）は認められず内部は不均一で全体に高エコーの腫瘤状であり，辺縁は不整で節外浸潤が示唆される（矢印）。広頸筋（PM）と境界不明瞭であり，ドプラでは辺縁取り巻き状の血流が認められる。

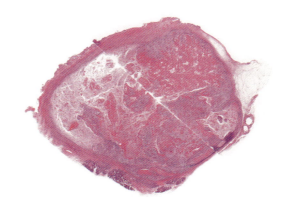

図45 病理マクロ像（HE 染色）（図44 と同症例）
リンパ節は角化壊死を伴った転移腫瘍により占められており，節外浸潤も認められる。

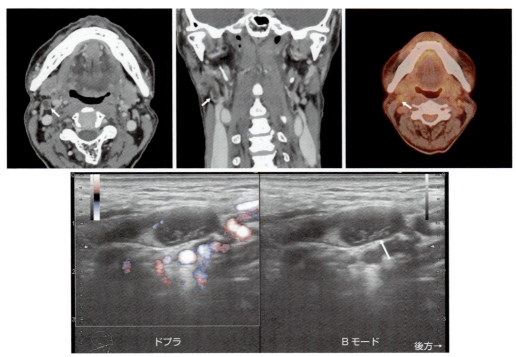

図46 60代・男性　右側上歯肉／上顎歯肉扁平上皮癌　右側上内頸静脈（上内深頸）リンパ節転移（病理組織学的に節外浸潤なし）
　　　造影 CT 横断像（左上），造影 CT 冠状断像（中上），FDG-PET/CT 横断像（右上）と US 横断像（下）

転移上内頸静脈（上内深頸）リンパ節は，CT では前半部が膨大した腫大像を呈し中心壊死に伴う rim enhancement の所見を示しており（矢印），US では門（hilum）を認めるも圧排像で膨大部の内部エコーは不均一である。PET/CT では FDG の集積は判然としない（矢印）。

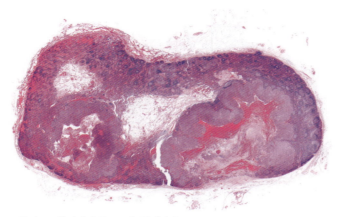

図 47　病理マクロ像(HE 染色)(図 46 と同症例)
リンパ節内部に角化壊死を伴った転移腫瘍巣が認められる。門(hilum)に相当する構造は残存しており，明らかな節外浸潤は認められない。

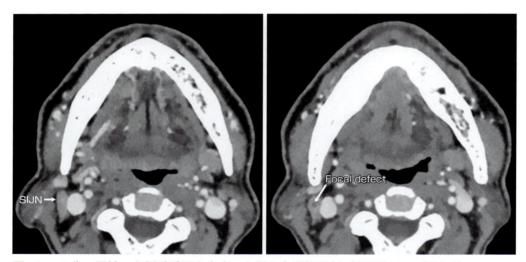

図 48　70 代・男性　右側舌扁平上皮癌　右側上内頸静脈(上内深頸)リンパ節転移
　　　　(原発巣術後 4 カ月における後発転移)
　　　　造影 CT 横断像(左：初診時，右：術後 4 カ月)
転移上内頸静脈(上内深頸)リンパ節(SIJN)は，初診時には平坦な紡錘形で内部均一に造影されており明らかな転移所見は認められないが，術後 4 カ月の時点では前半部がやや膨大し内部に不定形の造影されない focal defect が認められるようになっている。

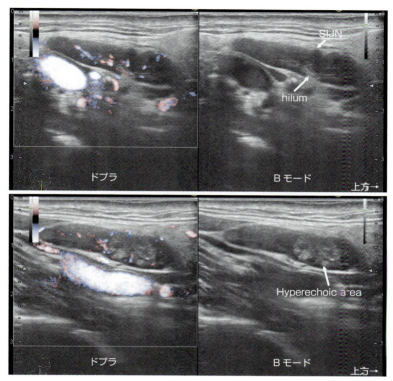

図49 US 冠状断像（上：初診時，下：術後4カ月）（図48と同症例）
転移上内頸静脈（上内深頸）リンパ節（SIJN）は，初診時には紡錘形で明瞭な門（hilum）が認められ明らかな転移所見はみられないが，術後4カ月の時点では上半部がやや膨大し門が不明瞭となり，内部に不定形の高エコー域（hyperechoic area）が認められるようになっている。ドプラでは門からリンパ節内部に走行する血管が高エコー域により圧排され偏位している点に注意。

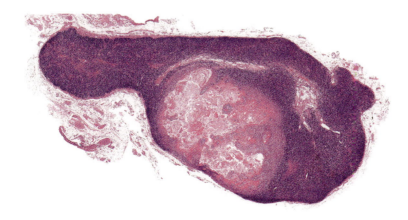

図50 病理マクロ像（HE染色）（図48，49と同症例）
リンパ節内部に角化壊死を伴った転移腫瘍巣が認められる。造影CTにおいて出現した focal defect と US において出現した高エコー域は，転移腫瘍巣の反映であると判断される。

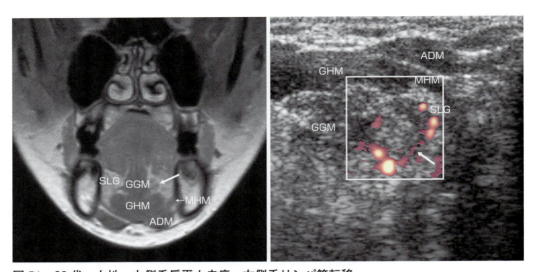

図51　20代・女性　左側舌扁平上皮癌　左側舌リンパ節転移
　　　（原発巣術後5カ月における後発転移）
　　　造影T1強調MR冠状断像（左）とUS冠状断像（パワードプラ）（右）
転移左側舌リンパ節（外側舌リンパ節）（矢印）は，左側の舌下隙においてオトガイ舌筋（GGM）外側でオトガイ舌骨筋（GHM）上方，舌下腺（SLG）内側に認められ，内部不均一でrim enhancementの所見を示している．ドプラでは辺縁取り巻き状の血流がみられる．ADM：顎二腹筋前腹，MHM：顎舌骨筋

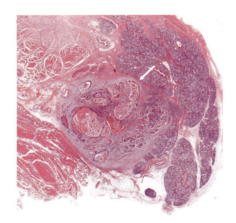

図52　病理マクロ冠状断像（HE染色）（図51と同症例）

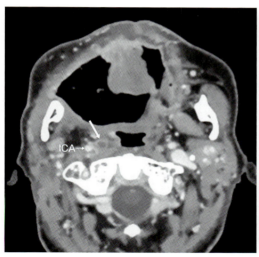
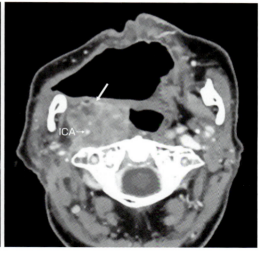

図53　80代・男性　右側上歯肉／上顎歯肉扁平上皮癌術後
　　　右側外側咽頭後(Rouviere)リンパ節転移
　　　造影CT横断像(左：術後7カ月，右：術後14カ月)
転移右側外側咽頭後(Rouviere)リンパ節は術後7カ月時点では腫大像を呈しrim enhancementの所見を示しており(矢印)，術後14カ月の時点では内頸動脈(ICA)を全周性に取り囲み傍咽頭隙に進展した腫瘤として認められる(矢印)。

3　M-遠隔転移の判定

　肺転移の診断に胸部X線撮影がこれまで使用されてきたが，現在ではCTが一般に用いられている。遠隔転移診断にはPETの高い有用性が認められており，検査が一般的に行われている。

遠隔転移の例

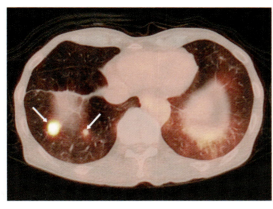

図54　60代・男性　右側舌扁平上皮癌術
　　　後再発
　　　肺転移
　　　FDG-PET/CT横断像
右側の下肺野の転移巣にFDGの集積が認められる(矢印)。

III 病理学的事項

　本規約では組織学的記載事項については，記載推奨グレードの考え方を導入した。記載推奨グレードはグレードAおよびグレードBに分類されている。グレードAは記載することを強く推奨する項目，すなわち記載必須項目であり，グレードBは，病理医と臨床医で記載の必要性について決定してよい，すなわち任意記載項目である。グレードBの記載項目については，施設内で十分に記載の必要性についてコンセンサスを得ておく必要がある。

　口腔を含む頭頸部領域の上皮性異形成については，以前からその分類について議論があった。今回のWHO分類の改訂では，口腔の上皮性異形成は口腔上皮性異形成（oral epithelial dysplasia：OED）として，頭頸部領域のなかで独立した概念として分類された。そこで本規約ではWHO分類に準拠し，口腔の上皮性異形成については，口腔上皮性異形成として記載している。口腔上皮性異形成の分類は，口腔以外の頭頸部他領域の分類とは異なる点に留意されたい。本規約では，口腔上皮性異形成の分類については，WHO分類に準拠し2分類法，3分類法を併記することとした。臨床的な治療の観点からは2分類法がより望ましいと考えるが，用いる分類法に関して臨床医と共通の認識を有することが重要である。Tis癌，すなわち上皮内癌（carcinoma in-situ：CIS）については，がん登録への対応も考慮し，口腔上皮性異形成から分離し，上皮内癌として，明確に記載することを求めることとした。

　なお，口腔癌取扱い規約第1版におけるoral epithelial dysplasia（OED）の用語は，「上皮内腫瘍を疑うが反応性異型病変との鑑別が困難な境界病変」とされており，口腔癌取扱い規約第2版における口腔上皮性異形成（oral epithelial dysplasia：OED）とは定義が異なる。また，口腔上皮内腫瘍（oral intraepithelial neoplasia：OIN）の用語についてもWHO（2017）に準拠することを基本方針としたため本規約では使用しないこととした。

1 臨床情報

1）手術方法
　外科的（舌亜全摘術，下顎区域切除術など）

2）切除検体の大きさ
　長径（mm）×短径（mm）×厚さ（mm）

3）リンパ節転移
　(1) 大きさ（<3<6<）cm
　(2) 臨床的節外浸潤（clinical extranodal extension：cENE）
　　cENE（−）：臨床的に節外浸潤所見なし
　　cENE（＋）：臨床的に節外浸潤所見あり

4) 術前治療の有無
　なし
　あり（内容：　　　　　　　）
　（化学療法，放射線療法，化学放射線療法など）

5) 臨床病期分類
　規約(p.5)参照のこと。

2　原発巣の記載事項

1) 原発巣の部位
　病巣が隣接する2領域以上にまたがっている場合は，腫瘍中心がある領域を先に記載し，その次に浸潤の及んでいる領域を書き加える（部位については pp.34〜38 参照）。

2) 病巣の数および大きさ
　病変の個数　単発／多発，＿個
　長径(mm)×それに直交する短径(mm)×腫瘍最表層から最深部までの厚さ(mm)

3) 深達度 depth of invasion (DOI) (pp.92, 93 参照)
　UICC（第8版）からT分類に深達度(depth of invasion：DOI)の概念が導入された。深達度(DOI)の概念は，口唇および口腔にのみ適応される。深達度(DOI)は腫瘍周辺の正常粘膜基底膜から癌浸潤最深部までの距離と定義される。

4) 肉眼分類
　表在型　superficial type
　外向型　exophytic type
　内向型　endophytic type

表在型　superficial type

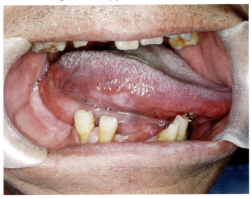
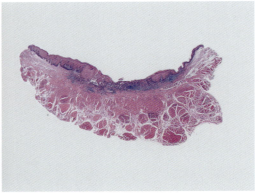

外向型　exophytic type

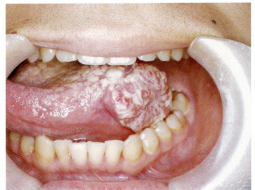
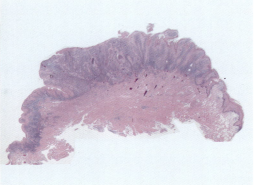

内向型　endophytic type

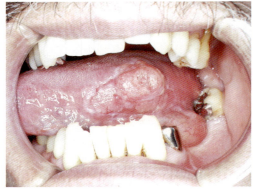
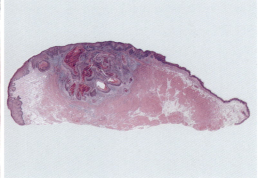

図 55　肉眼分類

3 病理所見の記載事項

1) 組織型およびグレード（病理組織学的分化度）分類

組織型分類については WHO 分類（2017）に準拠して記載する。

(1) 組織型

口腔ならびに舌可動域における腫瘍	ICD-O code

上皮性腫瘍および病変　Epithelial tumours and lesions

扁平上皮癌　Squamous cell carcinoma	8070/3
口腔上皮性異形成（pp.82〜85 参照）　　Oral epithelial dysplasia	
2 分類法	
低異型度　Low-grade	8077/0
高異型度　High-grade	8077/2
3 分類法	
軽度　Mild	
中等度　Moderate	
高度　Severe	
増殖性疣贅状白板症　Multifocal epithelial hyperplasia	
乳頭腫　Papillomas	
扁平上皮乳頭腫　Squamous cell papilloma	8052/0
尖圭コンジローマ　Condyloma acuminatum	
尋常性疣贅　Verruca vulgaris	
多巣性上皮過形成　Multifocal epithelial hyperplasia	

組織由来不明の腫瘍　Tumours of uncertain histogenesis

先天性顆粒細胞エプーリス　Congenital granular cell epulis	
外胚葉間葉性軟骨粘液様腫瘍　Ectomesenchymal chondromyxoid tumour	8982/0

軟組織および神経性腫瘍　Soft tissue and neural tumours

顆粒細胞腫　Granular cell tumour	9580/0
横紋筋腫　Rhabdomyoma	8900/0
リンパ管腫　Lymphangioma	9170/0
血管腫　Haemangioma	9120/0
神経鞘腫　Schwannoma	9560/0
神経線維腫　Neurofibroma	9540/0

Kaposi 肉腫　Kaposi sarcoma	9140/3
筋線維芽細胞肉腫　Myofibroblastic sarcoma	8825/3

悪性黒色腫　Oral mucosal melanoma　　　　　　　　　　　　　　　　8720/3

唾液腺型腫瘍　Salivary type tumours

粘表皮癌　Mucoepidermoid carcinoma	8430/3
多形腺腫　Pleomorphic adenoma	8940/0

血液リンパ性腫瘍　Haematolymphoid tumours

CD30 陽性 T 細胞性リンパ増殖性疾患　CD30-positive T-cell lymphoproliferative disorder	9718/3
形質芽球性リンパ腫　Plasmablastic lymphoma	9735/3
Langerhans 細胞組織球症　Langerhans cell histiocytosis	9751/3
髄外性骨髄肉腫　Extramedullary myeloid sarcoma	9930/3

歯原性ならびに顎顔面骨腫瘍	ICD-O code

歯原性癌腫　Odontogenic carcinomas

エナメル上皮癌　Ameloblastic carcinoma	9270/3
原発性骨内癌, NOS　Primary intraosseous carcinoma, NOS	9270/3
硬化性歯原性癌　Sclerosing odontogenic carcinoma	9270/3
明細胞性歯原性癌　Clear cell odontogenic carcinoma	9341/3
幻影細胞性歯原性癌　Ghost cell odontogenic carcinoma	9302/3

歯原性癌肉腫　Odontogenic carcinosarcoma　　　　　　　　　　　　9342/3

歯原性肉腫　Odontogenic sarcomas　　　　　　　　　　　　　　　　9330/3

悪性の顎顔面骨ならびに軟骨腫瘍　Malignant maxillofacial bone and cartilage tumours

軟骨肉腫　Chondrosarcoma	9220/3
軟骨肉腫, グレード 1　Chondrosarcoma, grade 1	9222/1
軟骨肉腫, グレード 2/3　Chondrosarcoma, grade 2/3	9220/3
間葉性軟骨肉腫　Mesenchymal chondrosarcoma	9240/3
骨肉腫, NOS　Osteosarcoma, NOS	9180/3
低悪性中心性骨肉腫　Low-grade central osteosarcoma	9187/3

Ⅲ．病理学的事項

軟骨芽細胞性骨肉腫	Chondroblastic osteosarcoma	9181/3
傍骨性骨肉腫	Parosteal osteosarcoma	9192/3
骨膜性骨肉腫	Periosteal osteosarcoma	9193/3

血液リンパ性腫瘍　Haematolymphoid tumours

骨の孤立性形質細胞腫	Solitary plasmacytoma of bone	9731/3

唾液腺腫瘍　　　　　　　　　　　　　　　　　　　　　　　　　　ICD-O code

悪性唾液腺腫瘍　Malignant salivary gland tumours

粘表皮癌	Mucoepidermoid carcinoma	8430/3
腺様囊胞癌	Adenoid cystic carcinoma	8200/3
腺房細胞癌	Acinic cell carcinoma	8550/3
多型腺癌	Polymorphous adenocarcinoma	8525/3
明細胞癌	Clear cell carcinoma	8310/3
基底細胞腺癌	Basal cell adenocarcinoma	8147/3
導管内癌	Intraductal carcinoma	8500/2
腺癌, NOS	Adenocarcinoma, NOS	8140/3
唾液腺導管癌	Salivary duct carcinoma	8500/3
筋上皮癌	Myoepithelial carcinoma	8982/3
上皮筋上皮癌	Epithelial-myoepithelial carcinoma	8562/3
多形腺腫由来癌	Carcinoma ex pleomorphic adenoma	8941/3
分泌癌	Secretory carcinoma	8502/3
脂腺腺癌	Sebaceous adenocarcinoma	8410/3
癌肉腫	Carcinosarcoma	8980/3
低分化癌	Poorly differentiated carcinoma	
未分化癌	Undifferentiated carcinoma	8020/3
大細胞性神経内分泌癌	Large cell neuroendocrine carcinoma	8013/3
小細胞性神経内分泌癌	Small cell neuroendocrine carcinoma	8041/3
リンパ上皮癌	Lymphoepithelial carcinoma	8082/3
扁平上皮癌	Squamous cell carcinoma	8070/3
オンコサイト癌	Oncocytic carcinoma	8290/3

境界悪性腫瘍　*Uncertain malignant potential*

唾液腺芽腫	Sialoblastoma	8974/1

(2) グレード(病理組織学的分化度)分類

悪性上皮性腫瘍を亜分類するときは，量的に優勢な組織像に従う。

GX：分化度の評価が不可能
G1：高分化
G2：中分化
G3：低分化
G4：未分化

註1) G3 および 4 が混在して認められる癌では，G3-4，低分化または未分化と記載してもよい。
註2) 主体の病変を記載し，混在の病変を記載してもよい　G1＞G3，G1＋G3 など。
註3) 上皮内癌については，分化度の評価を省略できる。

参考：グレード(病理組織学的分化度)分類について

扁平上皮癌の最も一般的な組織学的悪性度評価法として，WHO ではグレード分類を提示している。口唇癌における Broders 分類に由来し，主として重層扁平上皮への分化度を指標とした分類である。扁平上皮癌については G1～G3 で分類されているが，参考として UICC に準じ G4(未分化癌)についても記載した。

G1(高分化)：正常な重層扁平上皮に類似した分化を示し，癌胞巣の辺縁部では小型の基底細胞様細胞が配列し，胞巣中央部に向い有棘細胞様細胞，角化細胞への層状の分化を示す。癌細胞では細胞間橋がみられるとともに，角化傾向が明瞭で，癌真珠形成を認めることも多い。細胞異型は軽度であり，細胞分裂像は少なく，異型核分裂像や多核の癌細胞はほとんどみられない。

G2(中分化)：高分化に比較し細胞異型，構造異型ともに高度になる。正常な重層扁平上皮に類似した分化傾向が失われ，層状の分化が不明瞭となる。角化傾向が減少し，角化細胞は認められるものの，明瞭な癌真珠の形成は乏しい。G1(高分化)と比較し，細胞間橋の形成が不明瞭となり，細胞異型や多形性が強くなり，異型核分裂を伴う細胞分裂像の増加を示す。

G3(低分化)：正常な重層扁平上皮への分化に乏しく角化傾向が失われる。癌真珠は認められない。一部で有棘細胞様細胞への分化を認めることがあるが，層状の分化傾向が認められず，強い細胞異型を示す腫瘍細胞が主体をなす。異型核分裂を伴う細胞分裂像も多くみられる。

G4(未分化)：上皮細胞としての性格は有しているが，未熟な細胞異型の強い腫瘍細胞の増殖からなり，重層扁平上皮への分化が明らかでない。

2) 上皮性腫瘍および病変　Epithelial tumours and lesions

　口腔領域は様々な臓器組織からなる器官である。ゆえに，上皮性腫瘍，歯原性腫瘍，唾液腺腫瘍，骨軟部腫瘍，血液リンパ性腫瘍など多種多様な腫瘍が発生するが，口腔悪性腫瘍の大部分を占めるのが扁平上皮癌である。ここでは主に扁平上皮癌とその亜型，および悪性化のリスクをもつ上皮内病変について解説し，他の病変に関しては当該規約や成書を参照されたい。

(1) 扁平上皮癌　Squamous cell carcinoma　8070/3

　重層扁平上皮に類似した腫瘍細胞からなる悪性腫瘍で，高分化型(well differentiated)は大小の充実性胞巣を形成し，胞巣内部には癌真珠の形成など角化が目立つ。中分化型(moderately differentiated)は充実性胞巣内に部分的に角化を伴う。低分化型(poorly differentiated)は小塊状〜索状の胞巣を形成して，角化は乏しい。

亜型 subtypes

a) 類基底扁平上皮癌　Basaloid squamous cell carcinoma　8083/3

　基底細胞様細胞の増殖からなる高悪性度癌で，基底細胞様細胞が充実性に増殖し，胞巣中心部に壊死を伴ういわゆる中心壊死(central necrosis)をみることも多い。胞巣内には核分裂像が目立ち，辺縁では柵状配列(palisading)がみられる。まれに篩状構造に類似した像がみられ，腺扁平上皮癌，唾液腺悪性腫瘍や転移性腺癌との鑑別を要することがあるが，この場合 Mucicarmine 染色や Alcian blue 染色による腺管への分化や免疫組織化学染色（免疫染色）による筋上皮分化の否定が有効である。しばしば PAS 染色陽性の基底膜物質の沈着を伴う場合がある。

b) 紡錘細胞扁平上皮癌　Spindle cell squamous cell carcinoma　8074/3

　高齢者に発生する紡錘形細胞の増殖を主とする高悪性度腫瘍で，口腔内発生は比較的まれで，咽頭・喉頭に好発する。肉眼的には表層にびらんを伴った有茎性や広基性のポリープ状を呈することが多い。組織像は紡錘形細胞を主とする多形に富む細胞を含む腫瘍細胞の増殖からなり肉腫様にみえる。一部に上皮性異形成，上皮内癌や通常型扁平上皮癌を伴うことがある。腫瘍細胞は紡錘形や多形に富む細胞で，核異型が強い。免疫染色では，腫瘍細胞にvimentin が陽性で，p40 や cytokeratin が部分的に陽性を示す。ときおり，α-SMA やS-100 蛋白が部分的に陽性を示し，肉腫との鑑別を要するときもある。

c) 腺扁平上皮癌　Adenosquamous carcinoma　8560/3

　管腔構造などを示す腺癌成分と通常型の扁平上皮癌成分が混在している腫瘍である。典型的には表面に上皮内癌や上皮性異形成が広がり，浸潤部では扁平上皮癌の形態をとり，更に先進部で腺癌成分が出現する。扁平上皮癌の導管内進展や壊死性唾液腺化生，粘表皮癌とは区別される。腺癌成分の量について未だ定説はないが，腫瘍の 1 割以上を占めていれば，腺扁平上皮癌としてもよい。

d）孔道癌　Carcinoma cuniculatum　8051/3

　　足底の皮膚や外陰部での報告がみられるまれな亜型である。高分化な腫瘍で低悪性度の腫瘍と考えられており転移はまれだが，局所再発を起こすことがある。細胞異型の乏しい重層扁平上皮が，角化物を容れた小窩の密な配列や孔道様の構造をとりつつ浸潤する一方，乳頭状発育もみられる。境界は比較的明瞭だが辺縁に浸潤像もみられる。

e）疣贅状扁平上皮癌　Verrucous squamous cell carcinoma　8051/3

　　高度に角化した重層扁平上皮が乳頭状・疣贅状の外向性発育を示す非常に分化の良い低悪性度の腫瘍で，通常，リンパ節転移は起こさない。ゾウの足を思わせる太い上皮脚を形成しつつ平坦な基底を呈し，上皮下には炎症性細胞浸潤をみる。上皮の異型は軽度で圧排性の浸潤を示す。病変の全体像が把握しづらい生検での診断は困難である。

f）リンパ上皮癌　Lymphoepithelial carcinoma　8082/3

　　主に上咽頭や唾液腺に発生することの多い腫瘍であるが，まれに口腔内にも発生する。上咽頭癌と同様に，核/細胞質比が高い未分化な細胞からなり，境界不明瞭な不整形の胞巣を形成して，リンパ球間質を伴っているのが特徴である。上咽頭癌などではEBER-ISHが通常陽性になるが，口腔のリンパ上皮癌では陰性の場合もある。

g）乳頭状扁平上皮癌　Papillary squamous cell carcinoma　8052/3

　　外向性，乳頭状発育を示す腫瘍で，頭頸部では喉頭に好発し，口腔ではまれである。組織像は線維血管間質を軸とし，乳頭状の発育を示し，表層の角化は比較的軽微である。細胞異型は種々の程度みられる。上皮下の浸潤胞巣が著明な場合は，通常型扁平上皮癌として考える。

h）棘融解型扁平上皮癌　Acantholytic squamous cell carcinoma　8075/3

　　以前は腺様扁平上皮癌（Adenoid squamous cell carcinoma）と呼ばれていたまれな亜型。口唇部皮膚での報告が多く，口腔粘膜における報告は少ないが，この亜型は通常型扁平上皮癌よりも予後不良とする報告と，変わらないとする報告がある。基本的には扁平上皮癌の像を示すが，胞巣中心部が棘融解によって脱落し，腺管様もしくは脈管様の構造がみられるのが特徴である。粘液染色及び内皮細胞マーカーはいずれも陰性である。棘融解を起こした胞巣内には細胞間結合を失った異型細胞が浮遊してみられる。

（2）口腔上皮性異形成　Oral epithelial dysplasia

2分類法

a）低異型度口腔上皮性異形成　Low-grade oral epithelial dysplasia　8077/0

b）高異型度口腔上皮性異形成　High-grade oral epithelial dysplasia　8077/2

3分類法

a）軽度口腔上皮性異形成　Mild oral epithelial dysplasia

b）中等度口腔上皮性異形成　Moderate oral epithelial dysplasia

c）高度口腔上皮性異形成　Severe oral epithelial dysplasia
(3) 増殖性疣贅状白板症　Proliferative verrucous leukoplakia

　いわゆる通常の白板症とは異なり高率に再発や癌化をするリスクを有する。酒やタバコなど既知の口腔癌リスクファクターや，HPV を始めとするウィルスの関与は明らかでなく，病因はよくわかっていない。高齢女性に多く，歯肉，歯槽粘膜，口蓋などに好発するが，舌や歯肉に発生した場合は癌化しやすいともいわれている。進行性の経過をたどり，ステージによって像が異なるがゆえに，診断には組織像と臨床経過の相関が重要となる。初期は過角化を示す平坦で限局性の白色病変だが，徐々に疣贅状を呈しつつ水平方向に広がり，後期には異形成を伴い，疣贅状扁平上皮癌や扁平上皮癌へ移行する。

3）病理組織分類図譜
（1）扁平上皮癌

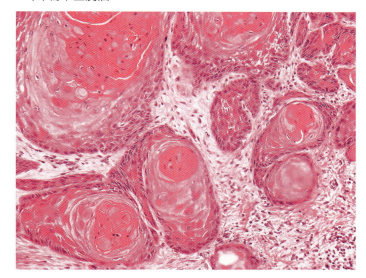

図56　高分化型扁平上皮癌（G1）
角化が強く，癌真珠の形成が目立つ。層状分化傾向が良く保たれている。細胞異型は軽度であり，細胞分裂像は少なく，異型核分裂像や多核の癌細胞はほとんどみられない。

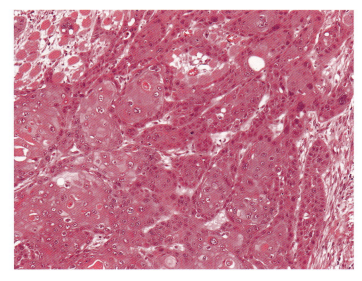

図57　中分化型扁平上皮癌（G2）
胞巣内部に部分的に角化が散見される程度であるが，扁平上皮としての層状分化傾向は保たれている。高分化型と比較し，細胞間橋の形成が不明瞭となり，細胞異型や多形性が強い。

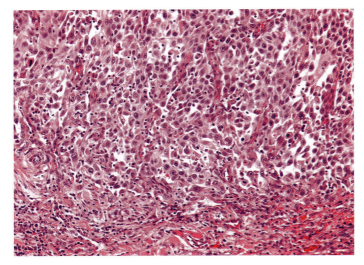

図58　低分化型扁平上皮癌（G3）
角化はみられず，胞巣も小塊状〜索状を呈する。層状の分化傾向が認められず，強い細胞異型を示す腫瘍細胞が主体をなす。

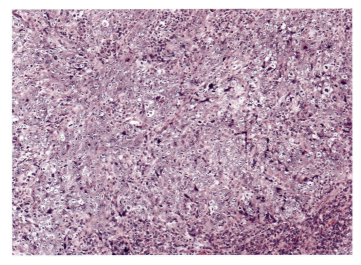

図59　未分化癌（G4）
上皮細胞としての性格は有しているが，未熟な細胞異型の強い腫瘍細胞の増殖からなり，重層扁平上皮への分化が明らかでない。

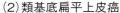

（2）類基底扁平上皮癌

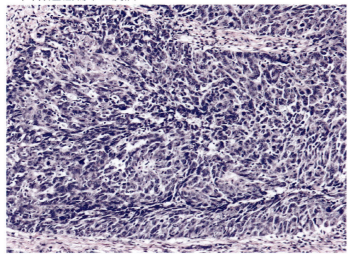

図60　類基底扁平上皮癌
核分裂像の目立つ基底細胞様の異型細胞が充実性に増殖している。胞巣辺縁では腫瘍細胞の柵状配列をみる。

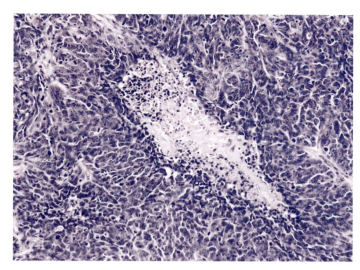

図61　類基底扁平上皮癌
胞巣内に中心壊死をみることもある。

(3) 紡錘細胞扁平上皮癌

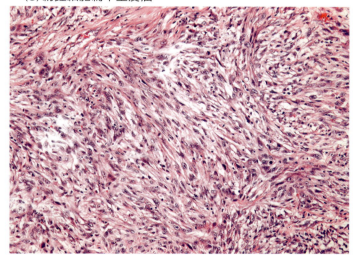

図62　紡錘細胞扁平上皮癌
紡錘形細胞を含む多形に富んだ腫瘍細胞の増殖が認められる。

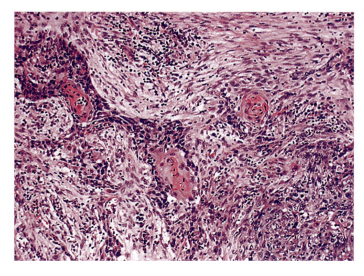

図63　高分化扁平上皮癌との移行像
紡錘形細胞が増殖している中に，一部高分化型扁平上皮癌成分がみられる。

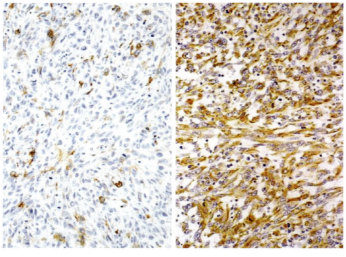

図64 免疫染色像
多形および紡錘形細胞には cytokeratin(AE1/AE3,左)と vimentin(右)が陽性である。

(4)腺扁平上皮癌

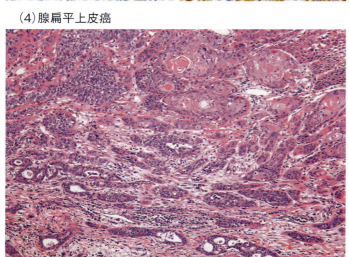

図65 腺扁平上皮癌
角化を示す扁平上皮癌成分とともに,腺腔構造を示す腺癌成分がみられる。

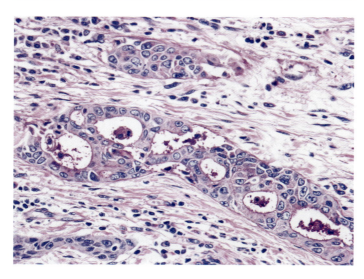

図66 ジアスターゼ消化 PAS染色像
腺癌成分にはジアスターゼ消化 PAS陽性の粘液を認める。

（5）孔道癌

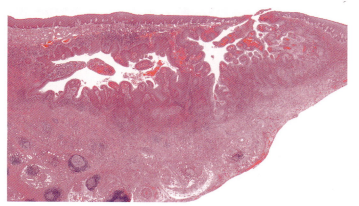

図67　孔道癌
重層扁平上皮が孔道様の構造を示しながら増殖している。

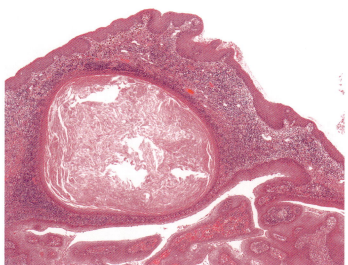

図68　孔道癌
角質を内容する小窩の形成もみられる。腫瘍細胞の異型は乏しい。

（6）疣贅状扁平上皮癌

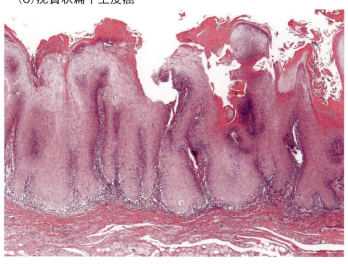

図69　疣贅状扁平上皮癌
過角化重層扁平上皮の表層は疣贅状を呈し，深部へは太い上皮脚を形成しつつ圧排性に増殖して平坦な底面を形成している。

(7) リンパ上皮癌

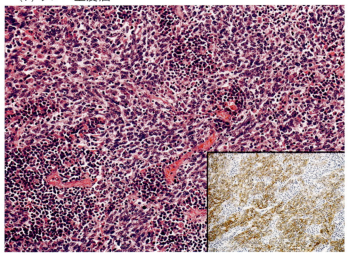

図70 リンパ上皮癌
不整形な胞巣が高度のリンパ球間質を伴って増殖している。
Inset：cytokeratin（AE1/AE3）免疫染色で癌細胞は陽性となる。

(8) 乳頭状扁平上皮癌

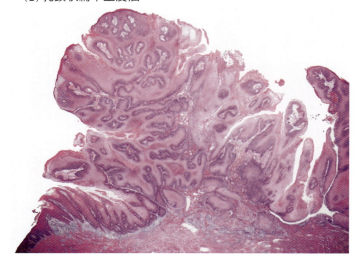

図71 乳頭状扁平上皮癌
外向性，乳頭状の腫瘍がみられる。

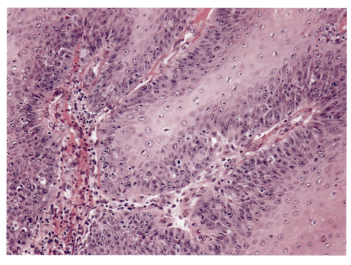

図72 乳頭状扁平上皮癌
腫瘍細胞には高度の異型が認められる。

Ⅲ．病理学的事項

(9) 棘融解型扁平上皮癌

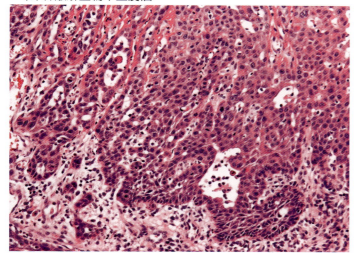

図73　棘融解型扁平上皮癌
異型扁平上皮が腺管様構造の裂隙を形成しつつ増殖浸潤している。

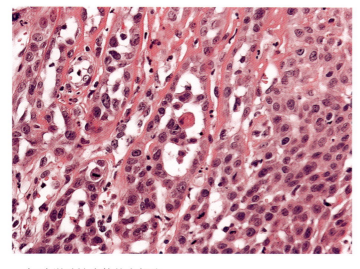

図74　棘融解型扁平上皮癌
裂隙内には細胞間の結合性を失った異型細胞が浮遊している。

(10) 増殖性疣贅状白板症

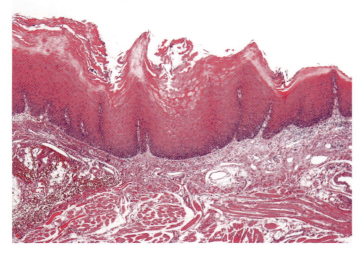

図75　増殖性疣贅状白板症
初期ではやや疣贅状に肥厚した異型の乏しい過角化重層扁平上皮がみられる。

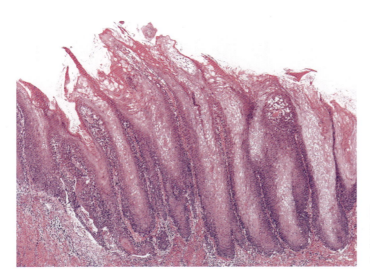

図76 増殖性疣贅状白板症
後期では過角化重層扁平上皮は著しい疣贅状を呈し，疣贅状扁平上皮癌に移行する。

4 口腔上皮性異形成（oral epithelial dysplasia：OED）および Tis癌（上皮内癌，carcinoma in-situ：CIS）

1）口腔上皮性異形成

　本取扱い規約では，口腔領域の上皮性異形成については，2017年WHO頭頸部腫瘍分類に準拠し，口腔上皮性異形成（oral epithelial dysplasia：OED）の名称を用いることとする。WHOでは，口腔上皮性異形成は「遺伝子変異の蓄積により引き起こされ，扁平上皮癌に進展するリスクの増加を伴う，上皮の構造学的および細胞学的一連の変化」として定義されている。したがって，本規約では領域性の明瞭な腫瘍性病変を口腔上皮性異形成（OED）として定義する。なお，『口腔癌取扱い規約第1版』（以下，第1版）における口腔上皮性異形成（oral epithelial dysplasia：OED）の用語は，「上皮内腫瘍を疑うが反応性異型病変との鑑別が困難な境界病変」として定義をしており，腫瘍性病変と定義する第2版における口腔上皮性異形成とは概念・定義が異なることとなる。そのため，第1版で用いられていた定義のOEDについては使用しない。

　WHO分類（2017）では，口腔上皮性異形成を異型のみられる上皮層のレベルにより軽度異形成（mild dysplasia），中等度異形成（moderate dysplasia），高度異形成（severe dysplasia）の3分類で示している。また，口腔では高度異形成（severe dysplasia）は上皮内癌（carcinoma in-situ：CIS）と同義であるとしている。上皮の下層1/3であっても異型が明瞭であれば高度異形成（severe dysplasia）と診断することができるという記載があり，第1版で表層分化型口腔上皮内腫瘍／上皮内癌（oral intraepithelial neoplasia/carcinoma in-situ）と規定した組織像に相当する。低異型度異形成（low-grade dysplasia）と高異型度異形成（high-grade dysplasia）の2分類についても記載しICD-Oコードも付記しているが，明確な使用の推奨は行っていない。

表3　口腔上皮性異形成と上皮内癌における各分類の対応関係

WHO 2005	WHO 2017 2分類法	口腔癌取扱い規約第2版 2分類法	WHO 2017 3分類法	口腔癌取扱い規約第2版 3分類法	口腔癌取扱い規約第1版
Squamous cell hyperplasia					Oral epithelial dysplasia
Mild dysplasia	Low-grade dysplasia	Low-grade dysplasia	Mild dysplasia	Mild dysplasia	
Moderate dysplasia	High-grade dysplasia	High-grade dysplasia	Moderate dysplasia	Moderate dysplasia	
Severe dysplasia			Severe dysplasia	Severe dysplasia	Oral intra epithelial neoplasia/ Carcinoma in-situ (JSOP)
Carcinoma in-situ	Carcinoma in-situ	Carcinoma in-situ	Carcinoma in-situ	Carcinoma in-situ	

2分類法は，臨床的な取扱いに合致した方法と考えられるが，WHO分類（2017）における口腔の2分類法は，口腔以外の頭頸部領域における2分類法とは概念が異なることに注意が必要である．本規約ではWHO分類に準拠し2分類法，3分類法を併記することとした．臨床的な治療の観点からは2分類法がより望ましいと考える．3分類法も可とするが，用いる分類法に関して臨床医と共通の認識を有することが重要である．各分類の対応関係を表3に示す．

なお，口腔では炎症性上皮変化が常態的に存在し，反応性異型を伴う上皮変化がみられることがあり腫瘍性病変との鑑別に苦慮することも多い．第1版ではこのような病態を口腔上皮性異形成として定義していた．第2版では，WHOに準じ第1版の口腔上皮性異形成の用語は用いないこととしたが，「上皮内腫瘍性病変を疑うが反応性異型病変との鑑別が困難な境界病変」については，臨床的にも慎重な経過観察が必要なことから，「indefinite for neoplasia」あるいは「atypical epithelium」とし，必要十分な所見を記載して臨床と情報を共有することが望まれる．

(1) 口腔における異形成の考え方について

　間質浸潤を欠く上皮内の腫瘍性病変として異形成の概念がある．口腔を含む頭頸部領域の上皮内癌および上皮性異形成については，複数の分類が存在し，各施設，病理医により異なる概念や用語が用いられてきた．2017年にWHO頭頸部腫瘍分類が改定され，口腔における異形成は，下咽頭，喉頭，気管における異形成と明確に区別され，口腔上皮性異形成として別に定義された．したがって，口腔における異形成は口腔上皮性異形成として独立した概念で用い，頭頸部を含む他の領域の異形成と同様の概念，分類で用いるべきでない．口腔上皮性異形成の診断には，表4に示す構造異型，細胞異型の各所見が規準として使用されている．異形成の程度には，従来（WHO分類，2005）では子宮頸部の上皮内腫瘍性病変の分類を踏襲した軽度（mild），中等度（moderate），高度（severe）の3段階の分類法が使用され

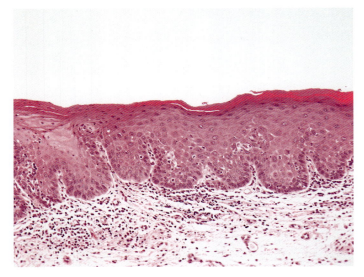

図77　低異型度口腔上皮性異形成
上皮脚は先端が丸みを帯びたやや不規則な伸長を示す。基底層を主体に上皮細胞の核は軽度腫大している。全体として構造異型や基底細胞の極性の乱れは軽度である。核分裂像の増加はない。

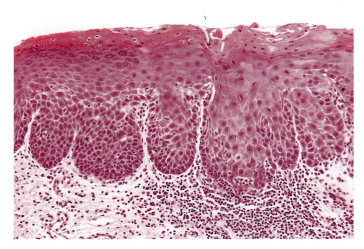

図78　高異型度口腔上皮性異形成
上皮脚の涙滴状の不整形，dyskeratosis が目立つ。基底層の細胞にも極性の乱れがある。全層性に核の腫大した異型細胞がみられる。核分裂像も数を増し，その分布にも異常が認められる。

ていたが，各病理医間においてその再現性が乏しいという問題点が挙げられていた。そこで再現性の改善に向けて WHO 新分類(2017)では，低異型度(low-grade)と高異型度(high-grade)の 2 分法(binary system)も提案している(表5)。low と high のカットオフ値としては，Kujan O. らは表4に示される異型のうち，構造異型4つ，かつ細胞異型5つとしている[2]。一方で，Nankivell P. らは構造異型および細胞異型各々4つずつを満たすことを提唱している[3]。

(2)口腔を除く頭頸部領域の異形成の考え方について
　WHO 頭頸部腫瘍分類(2017)では，口腔を除く頭頸部領域における異形成について低異型

表4　口腔上皮性異形成にみられる構造異型と細胞異型

構造異型	細胞異型
不規則な細胞重層 Irregular epithelial stratification	核の大小不同 Abnormal variation in nuclear size
基底細胞の極性喪失 Loss of polarity of basal cells	核の形状不整 Abnormal variation in nuclear shape
滴状の上皮脚形態 Drop-shaped rete ridges	細胞の大小不同 Abnormal variation in cell size
細胞分裂像の増加 Increased number of mitotic figures	細胞の形状不整 Abnormal variation in cell shape
上皮表層の細胞分裂 Abnormally superficial mitotic figures	N/C比の上昇 Increased N:C ratio
棘細胞層内の角化や単一細胞角化 Premature keratinization in single cells	異型核分裂 Atypical mitotic figures
上皮脚内の角化真珠 Keratin pearls within rete ridges	核小体の増加と腫大 Increased number and size of nucleoli
上皮細胞の接着喪失 Loss of epithelial cell cohesion	濃染性核 Hyperchromasia

表5　口腔上皮性異形成の分類法（WHO分類, 2017）

3分類法	2分類法
軽度異形成 Mild dysplasia	低異型度異形成 Low-grade dysplasia
中等度異形成 Moderate dysplasia	高異型度異形成 High-grade dysplasia
高度異形成 Severe dysplasia	

度異形成（low-grade dysplasia）と高異型度異形成（high-grade dysplasia）の2分類法を推奨している。低異型度異形成は，3分類法の軽度異形成に相当し，高異型度異形成は中等度異形成，高度異形成および上皮内癌を含む概念と定義している。また，治療目的によっては，高異型度異形成と上皮内癌を区別することも提案しており，臨床に即した概念と思われる。

(3) Tis癌：上皮内癌（carcinoma in-situ：CIS）について

　Tis癌，すなわち上皮内癌については，WHO分類（2017）において，高度異形成と上皮内癌が同義，あるいは上皮内癌が高異型度異形成（high-grade dysplasia）に含まれるなどの記載がなされ，規約の記載上困難が生じることが想定される。全国がん登録を考慮しても，上皮内癌の定義の差により，Tis癌について施設間での差異が生じるのは望ましいことではない。『口腔癌取扱い規約第2版』では，病理組織学的に明確に上皮内の癌と診断されうる病変については高度異形成あるいは高異型度異形成として記載せず，上皮内癌として記載し

Tis癌として取扱うこととする。変更に伴い第2版では，第1版で用いられていたOIN/CISの用語は使用せず，OIN/CISに分類される病変は上皮内癌として記載することとする。

2) 口腔における上皮内癌のvariant

口腔の上皮内癌については，全層置換型（基底細胞型）のみでなく，表層の角化層や有棘層は明らかな分化傾向を示し，基底細胞側のみで高度の構造異型，細胞異型を示す表層分化型の上皮内癌がみられるので，注意が必要である。以下に口腔における上皮内癌のvariantを示す。なお，日本臨床口腔病理学会では「oral CIS catalog」として上皮内癌の様々な組織像を提示している（http://www.jsop.or.jp/wp/wp-content/themes/jsop_pc/images/oralCIScatalog_s.pdf）。

上皮内癌の診断に有用と思われる免疫染色については，参考資料「Ⅵ．上皮内癌の免疫組織化学」（pp.119～122）に記載したので診断の参考としていただきたい。

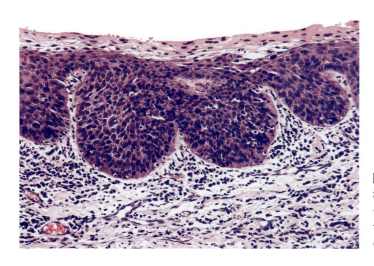

図79　CIS 例1
滴状の太い上皮脚を形成し，角化層を除く全層が濃染性核を有するN/C比の高い基底細胞様の異型細胞で占められている。

Ⅲ. 病理学的事項

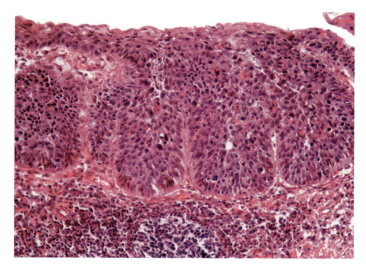

図80　CIS 例2
CIS1 よりも細胞質は豊富であるが，層分化の傾向が弱く，全層が形状の不整な濃染性核を有する N/C 比の高い異型細胞よりなる。

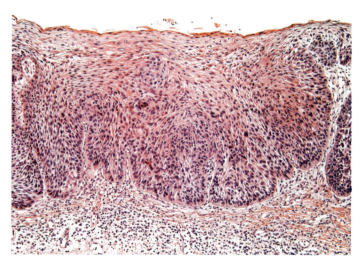

図81　CIS 例3
細胞形状の不整が目立ち，細胞接着が低下した紡錘形の異型細胞が太い上皮脚を形成している。

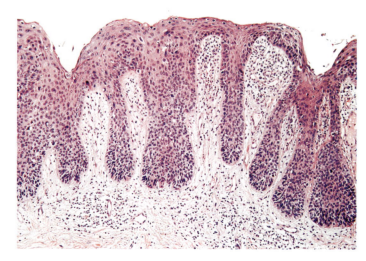

図82　CIS 例4
結合組織乳頭部の表面を覆う上皮は薄いが，上皮脚は長く，先端で太さを増し N/C 比の高い基底細胞様の異型細胞に細胞，核形状の不整な大型細胞が混在している。

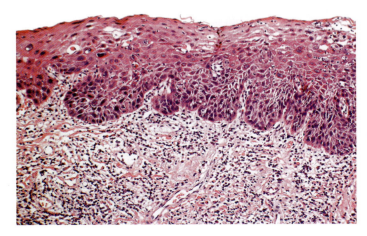

図83　CIS 例5
棘細胞，角化細胞への分化は明らかであるが，太い上皮脚の下層〜中層は細胞，核形状の高度の不整を示す異型細胞で占められている。

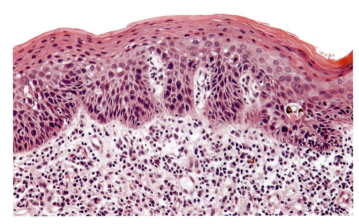

図84　CIS 例6
表層には異型に乏しい角化細胞が存在するが，下層〜中層には細胞，核の大小不同が目立ち，N/C 比の高い大型核を有する細胞が多数みられ，異型分裂像も散見される。

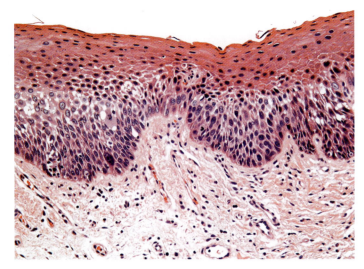

図85　CIS 例7
極性の乱れや高度の細胞異型を示す下層と，角化傾向を示す棘細胞が出現する上層が，明瞭な境界を有して観察され，規則的な層分化の異常を示している。

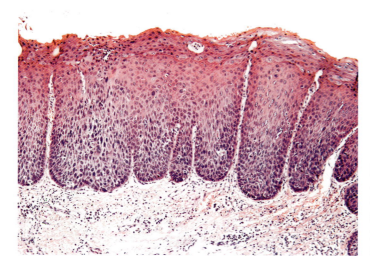

図86　CIS 例8
層分化は明瞭であるが，配列は不規則で，太い上支脚の伸長と細胞，核の形状不整が目立ち，大型核や複数核を有する異型細胞が上層まで観察される。

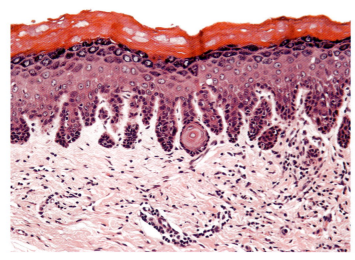

図87　CIS 例9
上層は高度の角化と顆粒細胞層の明瞭化を示し，異型に乏しいが，短い上皮脚には棘細胞層内での角化に加えて濃染性核を有する細胞，核の形状が不整な異型細胞の増殖がみられ，CISに相当する。

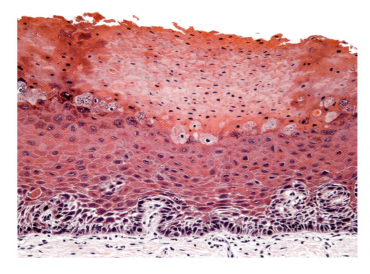

図88　CIS 例10
厚い錯角化層を形成し，その下の棘細胞層での異型は軽度であるが，下層には細胞，核形状の不整，濃染性核，細胞接着の低下など高度の細胞異型を認め，CISに相当する。

3) 上皮性異形成と上皮内癌の臨床病理学的な歴史的背景

　口腔粘膜癌の多くは上皮性異形成，上皮内癌，浸潤癌という一連の変化を辿って進展すると考えられている。言い換えれば，上皮組織の細胞異型，組織異型が増強されることにより浸潤癌に移行すると理解できる。また，子宮頸癌の成り立ちを参考として，WHOは当初，口腔上皮性異形成も軽度→中等度→高度と上皮層内に占める異型細胞の割合で判定し，上皮全層にわたって異型細胞が占拠し，しかも明らかな浸潤を示さないものを上皮内癌と定義した。しかし，実際には『口腔癌取扱い規約第1版』が発刊されるまでは，口腔の上皮内癌と診断される症例に遭遇することはほとんどなかった。このことは，上皮全層を異型細胞が置換するという症例はほとんど存在せず，異型細胞が上皮全層を置換する前に浸潤することを裏付けることになった。一方で，軽度の上皮性異形成では，臨床的に粘膜病変が消失（自然治癒）することがあり，腫瘍性病変以外の病変が含まれている可能性があることを示唆していた。よって，一部の施設では前がん病変である白板症に対して積極的な治療を実施せず，経過観察が選択された。

　2005年にWHOの改訂版が発刊される前後から，口腔病理医の間では口腔癌の早期病変（特に，上皮内癌）の診断について繰り返し討論されるようになってきた。2002年に日本口腔腫瘍学会が主導で口腔癌取扱い指針ワーキンググループが設置され，また，2004年，2007年には日本臨床口腔病理学会が主導で口腔粘膜悪性境界病変診断基準策定作業委員会が設置された。いずれの委員会においても，従前のWHO（2005年の改訂版まで）が規定した上皮全層に異型細胞が出現する（全層置換型の）上皮内癌の発生頻度は低かったことが確認され，それに代わって，表層は分化傾向を示したまま，上皮下層の細胞が異型を増して，浸潤へと移行していく分化型のCISが存在することが認知されるようになった。これらの検討結果から，2010年に第1版が発刊された際，それらの病変をWHOが提唱してきたCISと区別するため，口腔上皮内腫瘍（oral interepithelial neoplasia：OIN）/上皮内癌CISと定義し，臨床的には積極的に治療すべき病変として位置づけられた。現在，一般病理医の間においても，口腔には分化型の上皮内癌が存在することは多少の診断基準に違いが存在したとしても，概ね同意は得られていると考えている。そして，上皮性異形成については「口腔特有であり，かつ腫瘍性病変を疑うも異型が弱く，反応性の異型上皮と鑑別困難な境界病変」を口腔上皮性異形成と定義し，臨床的には慎重な経過観察を必要とする病変とした。ここで，重ねて強調しておくべきことは，第1版で定義された口腔上皮性異形成には一部反応性の異型変化が含まれているということである。

　本規約第2版では，他臓器との整合性を図るため，口腔の上皮性異形成についても腫瘍性病変として定義した。今後は，異型の弱い腫瘍性病変と反応性異型上皮との鑑別が重要な課題となってくる。規約第2版では，典型的なlow-grade dysplasiaの組織像を提示している。さらに，症例の収集を重ね，low-grade dysplasiaのバリエーションを明らかにし，反応性異型上皮との鑑別を明確にしていく必要があると考える。

5 病理学的病期分類

本分類は，口唇および口腔の癌腫に適用する．小唾液腺癌についても本分類を適用する．なお，口腔粘膜悪性黒色腫については，別に記載する．歯原性癌腫を含む他の口腔悪性腫瘍については，取扱いに関する明確なエビデンスはない．したがって，現時点では本規約に準じた記載を行うことを推奨することにとどめる．

1) pT-原発腫瘍

(1) pT分類

pT分類については，UICC（第8版）から，深達度（depth of invasion：DOI）の概念が導入された．深達度（DOI）の概念は，口唇および口腔のみに適用される．消化管で用いる深達度（M，SM，MP等）との混同を避けるため，本規約では深達度（DOI）と表記する．深達度（DOI）の導入により，口腔癌取扱い規約第1版と第2版では同一腫瘍においてpT分類が異なる症例が存在するため注意が必要である．

pTX　原発腫瘍の評価が不可能

pT0　原発腫瘍を認めない

pTis　上皮内癌

pT1　最大径が2 cm以下かつ深達度が5 mm以下の腫瘍
　　　腫瘍≦2 cm，深達度（DOI）≦5 mm

pT2　最大径が2 cm以下かつ深達度が5 mmをこえる腫瘍，または最大径が2 cmをこえるが4 cm以下でかつ深達度が10 mm以下の腫瘍
　　　腫瘍≦2 cm，深達度（DOI）＞5 mm
　　　2 cm＜腫瘍≦4 cm，深達度（DOI）≦10 mm

pT3　最大径が2 cmをこえるが4 cm以下でかつ深達度が10 mmをこえる腫瘍，または最大径が4 cmをこえ，かつ深達度が10 mm以下の腫瘍
　　　2 cm＜腫瘍≦4 cm，深達度（DOI）＞10 mm
　　　腫瘍＞4 cm，深達度（DOI）≦10 mm

pT4a（口唇）　下顎骨皮質を貫通する腫瘍，下歯槽神経，口腔底／口底，皮膚（オトガイ部または外鼻の）に浸潤する腫瘍

pT4a（口腔）　最大径が4 cmをこえ，かつ深達度が10 mmをこえる腫瘍，または下顎もしくは上顎の骨皮質を貫通するか上顎洞に浸潤する腫瘍，または顔面皮膚に浸潤する腫瘍
　　　　　　　腫瘍＞4 cm，深達度（DOI）＞10 mm

pT4b（口唇および口腔）　咀嚼筋間隙，翼状突起，頭蓋底に浸潤する腫瘍，または内頸動脈を全周性に取り囲む腫瘍

註1)歯肉を原発巣とし,骨および歯槽のみに表在性びらんが認められる症例はT4aとしない。

註2)T4では浸潤臓器名を併記する。

註3)深達度(DOI):正常粘膜上皮基底膜を水平基準線として設定し,その水平基準線から腫瘍最深部までの垂直距離を深達度(DOI)とする。腫瘍の厚さとは異なることに注意が必要である。

註4)下顎骨浸潤を伴う症例については,下顎骨浸潤度についてより詳細な記載が望ましい。参考資料(pp.117, 118)参照。

(2)深達度(DOI)について

　UICC(第8版)では,pT1, pT2, pT3, pT4aのカテゴリーにおいて深達度(DOI)の概念が導入された。深達度(DOI)の計測方法と腫瘍の厚さとの関連を図89, 90に示す。腫瘍の増殖性(外向型,内向型)により腫瘍の厚さと深達度(DOI)の関係は異なり,外向型(図89)では腫瘍の厚さは深達度(DOI)より大きくなる。内向型(図90)では腫瘍の厚さが深達度(DOI)より小さくなることもある。深達度(DOI)は5 mm, 10 mmを基準値として腫瘍の最大径とともにpTカテゴリーに関わるので注意が必要である。

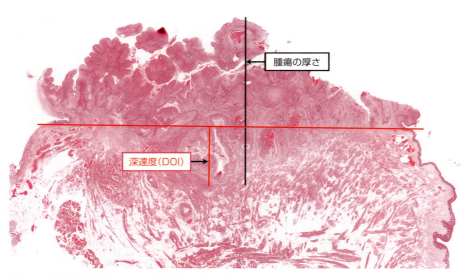

図89　外向型増殖における深達度(DOI)
癌に近接した非腫瘍性口腔粘膜上皮基底部(基底膜部位)を水平基準線として設定し,水平基準線から腫瘍浸潤最深部まで垂線を下ろした距離(mm)をDOIとして測定する。腫瘍表面から腫瘍浸潤最深部までの距離である腫瘍の厚さとは異なる点に注意が必要である。外向型腫瘍では図のようにDOIは腫瘍の厚さと比較して小さくなる。

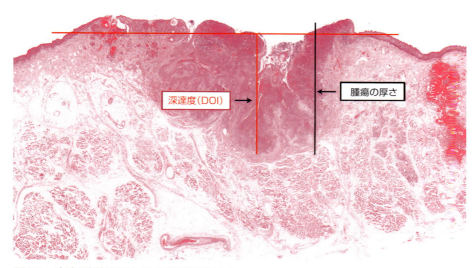

図 90　内向型増殖における深達度（DOI）
内向型腫瘍では，図のように DOI は腫瘍の厚さに近い値を示す．また，潰瘍形成性腫瘍では，DOI が腫瘍の厚さより大きくなることもある．

2）pN-領域リンパ節：pN 分類（リンパ節転移）

　pN 分類については UICC（第 8 版）から節外浸潤（Extranodal extension, ENE）の概念が導入された．節外浸潤（ENE）はリンパ節転移腫瘍が被膜をこえ，リンパ節周囲の結合組織へ進展した状態で判断する．リンパ節外への進展の基準としては，本来のリンパ節を取り囲む膠原線維とリンパ節外の周囲に分布する血管を用いる．AJCC Cancer staging manual（第 8 版）では，節外浸潤（ENE）は 2mm を閾値として分類され，顕微鏡的な被膜をこえた進展距離が 2mm 以下を ENEmi，2mm をこえるものを ENEma と規定し，ENEma のみを病理学的節外浸潤と定義するために用いるとの記載がある．UICC（第 8 版）では，節外浸潤（ENE）の副分類については求めておらず，本規約においても記載にとどめる．節外浸潤（ENE）の判定はステージングの決定に大きな影響を与えるため，厳密かつ慎重に行うべきである．（pp.104-105 参照）．

　　　pNX　領域リンパ節転移の評価が不可能
　　　pN0　領域リンパ節転移なし
　　　pN1　同側の単発性リンパ節転移で最大径が 3cm 以下かつ節外浸潤なし
　　　pN2　以下に記す転移：
　　　pN2a　同側の単発性リンパ節転移で最大径が 3cm 以下かつ節外浸潤あり，または最大径
　　　　　　が 3cm をこえるが 6cm 以下かつ節外浸潤なし

pN2b　同側の多発性リンパ節転移で最大径が6 cm以下かつ節外浸潤なし
pN2c　両側または対側のリンパ節転移で最大径が6 cm以下かつ節外浸潤なし
pN3a　最大径が6 cmをこえるリンパ節転で節外浸潤なし
pN3b　最大径が3 cmをこえるリンパ節転移で節外浸潤あり，または同側の多発性リンパ節転移もしくは対側もしくは両側のリンパ節転移で節外浸潤あり

註1）UICC（第8版）では，「選択的頸部郭清により得られた標本を組織学的に検査すると，通常10個以上のリンパ節が含まれる。根治的頸部郭清，または根治的頸部郭清変法（modified RND）により得られた標本を組織学的に検査すると，通常15個以上のリンパ節が含まれる」の記載がある。通常の検索個数を満たしていなくてもすべてが転移陰性の場合は，pN0に分類する。

註2）腫瘍デポジット（衛星結節），すなわち原発腫瘍のリンパ流路に存在する肉眼的または顕微鏡的腫瘍胞巣または腫瘍結節は，組織学的にリンパ節構造の遺残が明らかでない場合は，非連続性の腫瘍進展あるいは静脈侵襲（V1/2），または腫瘍によって完全に置換されたリンパ節である可能性が考えられる。病理医がこの結節を，腫瘍によって完全に置換されたリンパ節（一般的には平滑な辺縁を有している）であると解釈した場合には，転移リンパ節として記載され，pNを最終的に決定するにあたり，その数を個別に数えるべきである。

註3）すべてのリンパ節内転移巣が2 mm以下の場合は(mi)を付記して区別してもよい。例えば，pN1(mi)，pN2(mi)など。

註4）原発腫瘍からのリンパ流路が初めに到達するリンパ節をセンチネルリンパ節とし，これを検索，評価した場合にはpN0(sn)，pN1(sn)と記載してもよい。

註5）UICC（第8版）には，「最大径が0.2 mm以下のH&E染色や免疫組織化学的検査で認められる転移巣は，遊離腫瘍細胞（isolated tumour cells：ITC）とする。ITCが所属リンパ節に認められてもpN0とし，pN0(i＋)と記載する。フローサイトメトリーやDNA分析などの非形態学的検査で腫瘍細胞や腫瘍細胞の成分の存在が示唆される場合には，pN0(mol＋)と記載する。センチネルリンパ節におけるITC所見を有する症例は，pN0(i＋)(sn)，pN0(mol＋)(sn)のように記載する。」との記載があるが，口腔癌の取扱いにおいていまだ一般的ではないことから，本規約では採用せず記載にとどめる。

3）pM-遠隔転移：pM分類

pM1　遠隔転移を顕微鏡的に確認

註1）領域リンパ節転移以外の転移を有する場合はpM1とし，その部位を記載する。部位は

次のように表記する。

領域外リンパ節（LYM），皮膚（SKI），肺（PUL），骨髄（MAR），骨（OSS），脳（BRA）など。

註2）「領域リンパ節以外の転移を認めない」ことを組織学的に証明することはできないので，pM0 あるいは pMX の表記は用いない。

4）病理学的病期（Stage）

0	pTis	pN0	M0
Ⅰ	pT1	pN0	M0
Ⅱ	pT2	pN0	M0
Ⅲ	pT3 pT1, pT2, pT3	pN0 pN1	M0 M0
ⅣA	pT4a pT1, pT2, pT3, pT4a	pN0, pN1 pN2	M0 M0
ⅣB	pT に関係なく pT4b	pN3 pN に関係なく	M0 M0
ⅣC	pT に関係なく	pN に関係なく	pM1

	pN0	pN1	pN2	pN3	pM1
pTis	0				
pT1	Ⅰ	Ⅲ	ⅣA	ⅣB	ⅣC
pT2	Ⅱ	Ⅲ	ⅣA	ⅣB	ⅣC
pT3	Ⅲ	Ⅲ	ⅣA	ⅣB	ⅣC
pT4a	ⅣA	ⅣA	ⅣA	ⅣB	ⅣC
pT4b	ⅣB	ⅣB	ⅣB	ⅣB	ⅣC

6 口腔粘膜悪性黒色腫

1) 概要

　悪性黒色腫は，本邦において10万人に1～2人という希少がんである。近年ではやや増加傾向にある。粘膜悪性黒色腫は皮膚悪性黒色腫に比して希であり，本邦での大規模な統計は取られていない。頭頸部領域に発症する悪性黒色腫は悪性黒色腫全体の約15～30％程度，頭頸部粘膜発症はその30～50％程度と考えられている。悪性黒色腫は人種差，地域差が知られ皮膚悪性黒色腫に関しては，表皮のメラニン色素量と暴露するUV量の相関が知られているが，粘膜悪性黒色腫は概ねUV非暴露部に形成される。また，日本人を含めたアジア人に多い傾向が知られている。頭頸部粘膜悪性黒色腫は鼻腔，副鼻腔に最も多く，次に口腔（口蓋，頬粘膜，歯肉）に認められる。口腔原発は鼻腔原発に比して初診時の領域リンパ節転移，領域リンパ節再発，遠隔再発率がやや高く，局所再発率はほぼ同等であったとの報告がある[4]。肉眼的には，不規則で境界不明瞭な褐色から黒色斑であることが多いが，時に無色素性悪性黒色腫の場合判定が困難であることも少なくない。鑑別診断として，色素母斑やメラノーシス等の良性疾患以外に，メラノサイトを介在する扁平上皮癌（pigmented SCC）も鑑別に挙がる。組織学的には，細胞異型や密度増加や進展パターンに加えて核分裂像の有無も重要である。時に特殊なタイプの母斑（青色母斑，先天性母斑等）は，異型的な形態を呈することから慎重な判定を要する。

2) 遺伝子変異

　発生部位により，遺伝子の変異パターンは異なることが知られている。皮膚原発と比較し粘膜悪性黒色腫は *BRAF* 変異が少ない。*KIT*，*PDGFRA*，*NRAS*，*CCND1*，*SF3B1* 等が報告され末端黒子型悪性黒色腫と変異パターンは類似する[5]。

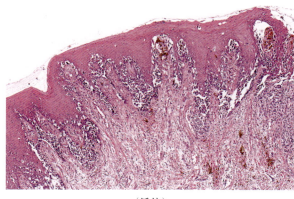

（低倍）　　　　　　　　　　　（高倍）

図91　粘膜悪性黒色腫組織像

3）病期（Stage）

UICC 8版では，悪性黒色腫は "Malignant melanoma of Upper Aerodigestive Tract" として記載され，悪性度が高い腫瘍であるため T1，T2 ならびに stage Ⅰ，Ⅱが除外される。

進展度	Tx（原発の検索ができていない）
	T0（原発としての根拠なし）
限局	T3（上皮/粘膜下に限局）
局所リンパ節転移	N1
隣接諸臓器浸潤	T4a（軟部組織深部/軟骨/骨/皮膚）
	T4b（脳/硬膜/頭蓋底/下位脳神経/咀嚼筋間隙）
遠隔転移	M1

4）補足

近年では BRAF 阻害薬，免疫チェックポイント阻害薬（抗 PD-1 抗体），抗 CTLA-4 阻害薬が承認されている。これらの薬剤使用の可否はコンパニオン診断に基づくため，病理医への依頼と検体処理を含め連携し実施する。

7 断端・遺残腫瘍分類

切除断端の記載については，水平（表層部粘膜）断端（pHM）と垂直（深部，浸潤部）断端（pVM）を記載する。

1）断端

水平（表層部粘膜）断端については，切除断端に癌細胞を認める場合には，部位（標本番号の記載が望ましい）を記載する。

【手術標本の切除断端】

①水平（表層部粘膜）断端（horizontal margin：pHM）

　pHMX：水平（表層部粘膜）断端の判定不能
　pHM0：水平（表層部粘膜）断端に癌浸潤を認めない
　pHM1：水平（表層部粘膜）断端に癌浸潤を認める

②垂直（深部，浸潤部）断端（vertical margin：pVM）

　pVMX：垂直（深部，浸潤部）断端の判定不能
　pVM0：垂直（深部，浸潤部）断端に癌浸潤を認めない
　pVM1：垂直（深部，浸潤部）断端に癌浸潤を認める

註1）切除断端に近接して癌細胞を認める場合は，切除断端から最も近接した癌細胞までの距離(mm)を部位(標本番号を含めた記載)とともに記載する。

註2）切除断端に変性があり，断端に癌細胞の存在が疑われるが，確定できないものについては pHMX または pVMX とし，断端から癌細胞までの距離(mm)を記載する。

註3）水平(表層部粘膜)断端に上皮内癌が認められる場合は，部位(標本番号を含めた記載)とともに上皮内癌として記載する。切除断端に近接して上皮内癌(CIS)が認められる場合にも，切除断端から最も近接した上皮内癌までの距離(mm)の記載を推奨する。

註4）水平(表層部粘膜)断端に口腔上皮性異形成が認められる場合は，口腔上皮性異形成の程度について部位(標本番号を含め)とともに記載することが望ましい。切除断端に近接して口腔上皮性異形成が認められる場合にも，切除断端から最も近接した口腔上皮性異形成までの距離(mm)の記載を推奨する。

2）腫瘍の遺残(R)

手術後の腫瘍の遺残を R (residual tumour) で示す。癌の遺残の評価は原発巣，転移巣のすべてを対象とする。

　　　RX：遺残腫瘍の存在が評価できない
　　　R0：遺残腫瘍なし
　　　R1：顕微鏡的遺残腫瘍あり
　　　R2：肉眼的遺残腫瘍あり

8 組織学的記載事項

組織学的記載事項については，記載推奨グレードの考え方を導入した。記載推奨グレードはグレード A およびグレード B に分類されている。

　　　グレード A：十分なエビデンスがある，または臨床診療上おおいに有益な情報となり，記載することを強く推奨する項目。必須記載項目である。

　　　グレード B：臨床診療上の有用性はあることから，記載することが推奨される項目。各施設において病理医と臨床医で記載の必要性について決定してよい。任意記載項目である。

1）脈管侵襲(Ly，V)(記載推奨グレード A)

脈管侵襲は，リンパ管侵襲(Ly)と静脈侵襲(V)とを区別して記載する。口腔癌取扱い規約第1版ではリンパ管侵襲(ly)と静脈侵襲(v)の略語を用いていたが，第2版ではリンパ管侵襲(Ly)と静脈侵襲(V)とし，「認められない」ものを0，「認められる」ものを1とした。1については軽度(1a)，中等度(1b)，高度(1c)で細分類を行った。『口腔癌取扱い規約第1版』と第2版，および『頭頸部癌取扱い規約第6版』との対応関係を下記に示す。HE 染色標本では不明確な場合，リンパ管侵襲(Ly)にはモノクローナル抗体 D2-40 が利用可能であり，静脈侵襲

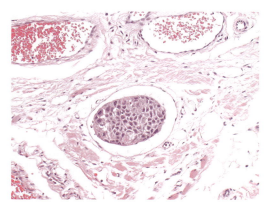
図 92　リンパ管侵襲

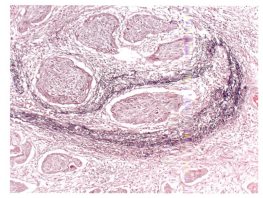
図 93　静脈侵襲（Elastica HE 染色）

（V）には Elastica-van Gieson 染色等の弾性線維染色が有効である（図 92，93）。

(1) リンパ管侵襲（Ly）（記載推奨グレード A）

　　LyX：リンパ管侵襲の有無が不明（決定できないもの）
　　Ly0：リンパ管侵襲が認められない（第 1 版 ly0，頭頸部癌取扱い規約 ly0）
　　Ly1：リンパ管侵襲が認められる
　　　Ly1a：侵襲が軽度のもの（第 1 版 ly1，頭頸部癌取扱い規約 ly1）
　　　Ly1b：侵襲が中等度のもの（頭頸部癌取扱い規約 ly2）
　　　Ly1c：侵襲が高度のもの（第 1 版 ly2，頭頸部癌取扱い規約 ly3）

(2) 静脈侵襲（V）（記載推奨グレード A）

　　VX：静脈侵襲の有無が不明（決定できないもの）
　　V0：静脈侵襲が認められない（第 1 版 v0，頭頸部癌取扱い規約 v0）
　　V1：静脈侵襲が認められる
　　　V1a：侵襲が軽度のもの（第 1 版 v1，頭頸部癌取扱い規約 v1）
　　　V1b：侵襲が中等度のもの（頭頸部癌取扱い規約 v2）
　　　V1c：侵襲が高度のもの（第 1 版 v2，頭頸部癌取扱い規約 v3）
　　V2：肉眼的に静脈侵襲を認める

註 1）「Ly1a，V1a：侵襲が軽度のもの」とは，作製された腫瘍組織の切片を検索して，ごく一部に侵襲所見を認める場合を意味する。「Ly1c，V1c：侵襲が高度のもの」とは，作製された腫瘍組織の切片を検索して，ほとんどすべての切片において侵襲所見を認める場合を意味する。「Ly1b，V1b：侵襲が中程度のもの」は，その中間を意味する。

註2）HE 染色では，侵襲の有無の判定が困難なことがある．疑わしい症例に接した場合には弾性線維染色（Victoria blue HE 染色：VB-HE，Elastica-van Gieson 染色：EVG）や内皮細胞マーカーの免疫染色（CD31，CD34，D2-40）などを行って，癌胞巣と静脈壁弾性線維や内皮細胞との関係を確かめることが望ましい．検索に弾性線維染色や免疫染色を用いた場合，その旨を記載する［記載例：Ly1a（D2-40），V1b（EVG）］．

2）神経周囲浸潤（Pn）（記載推奨グレード A）（図94）

神経周囲浸潤は，口腔癌取扱い規約第1版では（neu）を用いていたが，第2版では神経周囲浸潤（Pn）とし，「認められない」ものを 0，「認められる」ものを 1 とした．1 については軽度（1a），中等度（1b），高度（1c）で細分類を行った．口腔癌取扱い規約第1版と第2版，および頭頸部癌取扱い規約との対応関係を下記に示す．

口腔癌における腺様嚢胞癌の神経周囲浸潤が予後に影響を及ぼすことはよく知られているが，扁平上皮癌では神経周囲浸潤が原発巣辺縁から遠方にまで及ぶことはまれである．しかし，切除断端近傍にみられるときや下顎管内進展には注意を要する．

　神経周囲浸潤（Pn）
　　PnX：神経周囲浸潤の有無が不明（決定できないもの）
　　Pn0：神経周囲浸潤が認められない（第1版 neu 0，頭頸部癌取扱い規約 pn0）
　　Pn1：神経周囲浸潤が認められる
　　　Pn1a：侵襲が軽度のもの（第1版 neu 1，頭頸部癌取扱い規約 pn1）
　　　Pn1b：侵襲が中等度のもの（頭頸部癌取扱い規約 pn2）
　　　Pn1c：侵襲が高度のもの（第1版 neu 2，頭頸部癌取扱い規約 pn3）

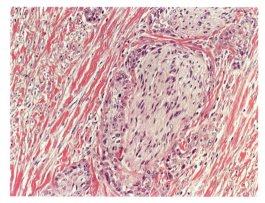

図94　神経周囲浸潤

註 1)「Pn1a：侵襲が軽度のもの」とは，作製された腫瘍組織の切片を検索して，ごく一部に神経侵襲所見を認める場合を意味する。「Pn1c：侵襲が高度のもの」とは，作製された腫瘍組織の切片を検索して，ほとんどすべての切片において神経侵襲所見を認める場合を意味する。「Pn1b：侵襲が中程度のもの」は，その中間を意味する。

註 2) HE 染色では，侵襲の有無の判定が困難なことがある。疑わしい症例に遭遇した場合には免疫染色(S-100 蛋白)などを行って，癌胞巣と末梢神経との関係を確かめることが望ましい。検索に免疫染色を用いた場合，その旨を記載する〔記載例：Pn1a(S-100)〕。

3) 浸潤様式（YK 分類）（記載推奨グレード B）

予後を判定する上で，原発巣の大きさ，腫瘍胞巣の深達度（距離），組織型および分化度等の因子が検討されてきている。しかしながら，それらの因子は複雑で，単一の因子では予後の決定が出来ないのが現状である。

口腔扁平上皮癌に対する組織学的悪性度評価法の 1 つとして，本邦，特に口腔外科領域では YK 分類が比較的多くの施設で使用されている。本分類法は，cStage Ⅰや Ⅱ の初期癌症例において腫瘍宿主境界部の浸潤様式を判定する評価法であり，頸部リンパ節転移と相関があることが示されている。食道，胃および大腸などの消化管癌における浸潤増殖様式（INF）との関連を図 95 に示す。

下顎歯肉癌では，下顎骨への浸潤がみられることも多いため，下顎骨浸潤の浸潤様式についても参考資料(pp.117～118)として記載する。記載の必要性については各施設において決定してよい。

AJCC 第 8 版では，Worst pattern of invasion (WPOI) という新たな概念が提唱されている。WPOI は 1～5 の 5 段階に分類されるが，特に WPOI-5 に分類される浸潤様式が有用な予後予測因子として記載されている。WPOI-5 に関する有用性については，本邦での検証は十分ではなく，UICC 第 8 版や WHO 分類にも記載はされていないことから，本規約では参考としてのみ記載する。

(1) 口腔扁平上皮癌の浸潤様式（YK）分類（図 96～101）
　　YK-1：境界線が明瞭である（INFa に相当，口腔癌特有の高分化扁平上皮癌）
　　YK-2：境界線にやや乱れがある（INFa に相当）
　　YK-3：境界線は不明瞭で大小の癌胞巣が散在する（INFb に相当）
　　YK-4C：境界線は不明瞭で小さな癌胞巣が索状に浸潤している（INFc に相当）
　　YK-4D：境界線は不明瞭で癌は胞巣をつくらずびまん性に浸潤している（INFc に相当）

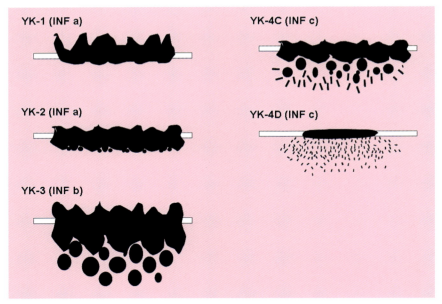

図 95　浸潤様式（YK 分類と INF 分類）

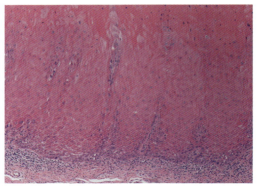

図 96　YK-1

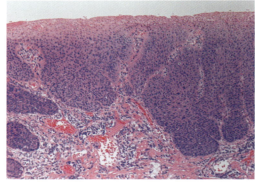

図 97　YK-2

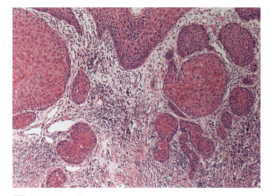

図 98　YK-3

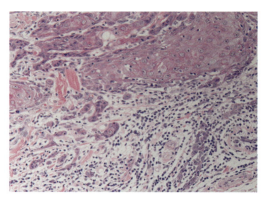

図 99　YK-4C

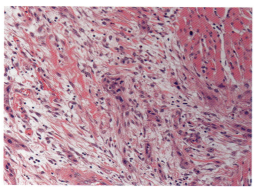
図100　YK-4D

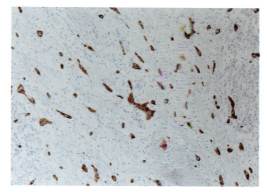
図101　YK-4D（抗cytokeratin抗体）

（2）Worst pattern of invasion（WPOI）-5

WPOI-5 腫瘍本体の浸潤先端部と腫瘍本体から離れて存在する腫瘍胞巣の間に1mmをこえる距離が存在した場合にWPOI-5と判定する。

WPOI-5 は組織学的悪性度評価法の1つの因子で，Anneroth 分類の腫瘍辺縁境界部の浸潤様式に注目した評価法（Pattern of invasion：POI, grade 1-4）に，Brandwein-Genslerらが新たに追加した5つ目の項目で，「浸潤先端部の胞巣集団あるいは近接する胞巣から1mm以上離れて存在する遊離胞巣が存在するもの」と定義された。WPOI-5 は，多変量解析により口腔扁平上皮癌の患者に対して確認された予後因子であったと報告されている。特に，初期がんにおいてDOIが4mm以上の深さに浸潤している症例で，WPOI-5がみられる場合には局所再発の可能性が高まり，疾患特異的生存率が低下する可能性があるとされている。本邦においても，今後の検討・検証が待たれる。

参考：下顎骨浸潤様式については，参考資料「Ⅳ．顎骨浸潤，顎骨浸潤様式および下顎管浸潤（MC）について」（pp.117, 118）参照。

4）リンパ節の記載（記載推奨グレードA）

（1）リンパ節の記載

リンパ節の記載については，pN因子の判定，病理学的臨床病期の決定に必須であることから，以下の項目について記載が必要である。記載すべき項目は，摘出されたリンパ節の部位，転移個数と転移巣の大きさ，節外浸潤（extranodal extension：ENE）の有無である。UICC（第8版）では，新たに節外浸潤（ENE）の概念が導入され，N因子の判定に関わることとなった。したがって，本規約でもUICCに準拠し節外浸潤（ENE）の記載を求めることとする。

部位　　（リンパ節群）

転移個数（転移リンパ節数／摘出リンパ節数）

大きさ　（3 cm または 6 cm をこえるものについては，必ず記載する）

節外浸潤（ENE）の有無

　ENE（－）：節外浸潤なし

　ENE（＋）：節外浸潤あり

(2) 節外浸潤（ENE）について

　摘出された領域リンパ節のうち，転移を認めるリンパ節については節外浸潤（ENE）についての判定が必要である。ENE は，リンパ節転移腫瘍が，被膜をこえ，リンパ節周囲の結合組織へ進展した状態で判断する（図 102～105）。リンパ節外への進展の基準としては，本来のリンパ節を取り囲む膠原線維とリンパ節外の周囲に分布する血管を用いる。ENE の判定は pN 因子に関わるため，厳密な判定が求められる。ENE ありの可能性が疑われるが，明確な判断が困難な際は節外浸潤なし［ENE（－）］とすべきである。

　リンパ節の判定に関する注意事項を以下に示す。

註1）正中部のリンパ節は同側リンパ節である。

註2）原発腫瘍がリンパ節に直接浸潤した場合にはリンパ節転移とみなす。

註3）リンパ節相当部の結節性腫瘍で，病理医がこの結節を，腫瘍により完全に置換されたリンパ節であると解釈した場合には，組織学的にリンパ節の遺残がなくてもリンパ節転移として記載する。

註4）領域リンパ節以外のリンパ節への転移は遠隔転移とする。

註5）大きさが pN 分類の判定基準の場合は，リンパ節全体ではなく，転移巣について計測する。

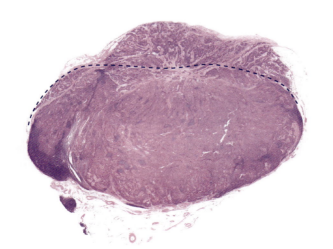

図 102　節外浸潤（ENE）のマクロ所見
リンパ節外側の脂肪組織への浸潤がみられる。点線は想定される被膜の位置。

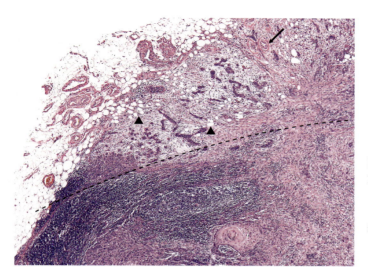

図103 節外浸潤の判定
節外浸潤（ENE）の判定には，リンパ節外に存在する血管（→）とリンパ節を構成する被膜の膠原線維の走行（点線）が基準となる。リンパ節外側の脂肪組織（▲）も指標となる。

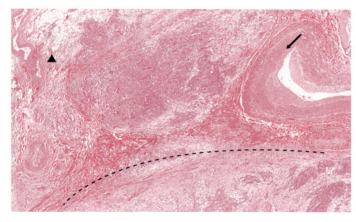

図104 節外浸潤の判定
点線部分が本来のリンパ節被膜であり，点線部分の上方には大型の血管（→）や脂肪組織（▲）が認められる。

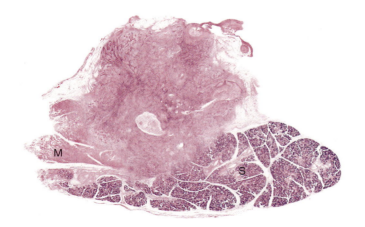

図105 リンパ節構造を有さない節外浸潤
原発の所属リンパ節領域であり顎下腺リンパ節転移と思われるが，リンパ節構造が確認されない。このような場合についても節外浸潤とする。顎下腺（S）や筋（M）に浸潤が認められる。

5）治療効果判定（記載推奨グレード A）

術前治療後の手術症例の主病巣の検索にあたっては，肉眼的に推定される病変部の割面を検索し，少なくとも病変が存在したと考えられる最大割面の標本ならびに癌が残存している可能性が高い切片を作製し，組織学的に評価する。

Grade 0：無効（ineffective）
　　癌組織・癌細胞に治療効果を認めない。
Grade 1：やや有効（slightly effective）
　　癌組織・癌細胞には多少の変性所見（原形質が好酸性で空胞形成があり，核の膨化像などの認められるものを含む）は認めても，増殖し得ると判断される程度の癌細胞が組織切片で癌の 1/3 以上を占める場合。
　Grade 1a：ごく軽度の効果
　　"増殖し得る"と判断される癌細胞が 2/3 以上を占める場合
　Grade 1b：軽度の効果
　　"増殖し得る"と判断される癌細胞が 1/3 以上で 2/3 未満の場合。
Grade 2：かなり有効（moderately effective）
　　"増殖し得る"と判断される癌細胞が 1/3 未満を占めるに過ぎず，核の崩壊に傾いた癌細胞で占められる場合。
Grade 3：著効（markedly effective）
　　"増殖し得る"と判断される癌細胞がほとんどみられず，すべて崩壊に傾いた癌細胞のみで占められるか，癌の痕跡のみをみる場合。

註1）術前薬物療法・放射線療法が行われた病巣の評価は接頭辞 y を用いて表す。
註2）口腔癌に対する放射線療法あるいは薬物療法を行った場合は，放射線量・照射方法，薬剤の種類・量・投与法，さらに最終治療から病巣切除までの期間など治療条件を明記の上，治療効果の判定を行うことが望ましい。
註3）術前治療後の手術症例の検索にあたっては，肉眼的に推定される病変部を可能な限り標本作製し，病理組織学的な治療効果の検索を行う。
註4）壊死，多数の泡沫細胞の出現を伴う黄色肉芽腫，線維化・瘢痕などの所見から癌が退縮したと考えられる領域内で，増殖しうる癌細胞・組織が占める割合を評価する。
註5）この判定基準は外科手術材料の原発巣に対して用いる。リンパ節廓清標本については，癌細胞の消失・壊死・変性の所見があれば記載する。生検材料については組織学的所見を記載するにとどめる。
註6）被治療病巣の一部に明らかに再増殖巣と考えられる部分が認められるときは，判定の

後に再増殖像（＋）と記載する。

9 口腔潜在的悪性疾患

　口腔粘膜から発生するがんの前駆病変として使用されてきた口腔前癌病変に代わって，WHOによる口腔前癌病変ワーキンググループ（2005年）が，口腔潜在的悪性疾患（oral potentially malignant disorders）という新しい疾患概念を提唱した。すなわち，前癌病変を有する患者全員に癌が発生するわけではないこと，前癌病変と診断された患者でも，その病変以外の部位からも癌が発生することがあり，前癌病変と前癌状態の両者を併せて口腔潜在的悪性疾患の用語を用いるべきと提唱した。WHO分類（2017年）では「臨床的に定義可能ながんの前駆病変であるか，臨床的に正常な口腔粘膜であるかに関係なく，口腔粘膜におけるがんの発生のリスクを有する臨床症状」と定義している。本疾患としては白板症，紅板症，リバーススモーカーの口蓋病変，口腔扁平苔癬，粘膜下線維症，円板状エリテマトーデス，慢性カンジダ症，光線性角化症などが挙げられている。

10 ヨード生体染色

　口腔癌に隣接する粘膜上皮には，口腔上皮性異形成が連続して認められることが多い。これらの病変を周囲粘膜と臨床的に識別するためには，ヨード生体染色法が有用である。ヨード生体染色により口腔上皮性異形成は不染域として明瞭に認められる。

IV　放射線療法

1 強度変調放射線治療（intensity modulated radiation therapy：IMRT）

　従来の外部放射線治療計画では，マルチリーフコリメーター（以下MLC）の開発により，標的とする腫瘍の形状に照射野を合わせることは可能となったが（原体照射），1照射野内における線量分布は，基本的には均一であった。近年の放射線物理学やコンピュータ技術の著しい進歩に伴い，照射野内の強度を自在に変調させることを可能とした強度変調放射線治療（IMRT）が開発された。一般的には「リスク臓器等に近接する標的への限局的な照射において，空間的・時間的に強度変調を施した線束を利用し，逆方向治療計画にてリスク臓器等を避けながら標的形状と一致した最適な3次元線量分布を作成し治療する照射療法」と定義され，この治療法を応用することで，正常臓器への照射線量を大きく低減させることが可能となった。頭頸部

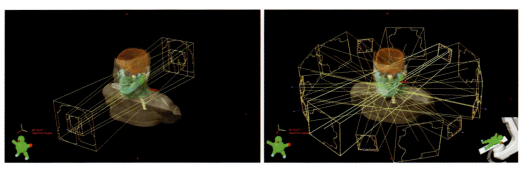

図106　3D-CRT（左）とIMRT（右）における照射野と照射方向の比較
左：3D-CRTによる3門照射　右：IMRTによる7門照射

では，特に耳下腺に対する有効性が注目されている。舌および両側頸部に対する，従来の3D-CRTと，IMRTにおける照射野と照射方向の例を図106に示す。

2 陽子線治療

　陽子線治療では，水素の原子核である陽子をシンクロトロンやサイクロトロンで光の約60-70％まで加速して病巣に照射する。その物理学的特長として，体の深部に入ってから吸収線量のピークを示すブラッグピークがあげられる。これにより，病巣以外の正常組織の吸収線量を下げることができるが，近年，スポットスキャニング法が使われるようになり，従来よりもさらに精度の高い照射が可能になっている。200 kV X線またはCo γ線によって一定の生物効果を示す線量を，テスト放射線によるそれで除した値を生物学的効果比（relative biological effectiveness：RBE）とよぶが，陽子線に対するRBEは1.1である。一般に従来のX線に比べRBEに大きな差はないとされ，酸素効果や細胞周期による放射線感受性への影響も，X線同様に受ける。しかしながら，実際の臨床では，重粒子線と遜色のない成績が得られており，拡大ブラッグピークの部位によっては，RBEはもっと大きい値を示すとされる。口腔癌では，悪性黒色腫や腺様嚢胞癌が主な対象であるが，扁平上皮癌の進展例に対して，化学陽子線治療も実施されている。日本では，建設中も含め，2019年1月現在で，17施設の陽子線治療施設が存在する。

3 重粒子線治療

　放射線療法では，炭素イオン線を重粒子線とよぶ。重粒子線治療では，炭素イオン線を陽子線同様，光の70％程度まで加速して病巣に照射する。やはり同様にブラッグピークを示すが，単位長さ当りの電離密度が大きいため，効率よく細胞にDNA二重鎖切断を引き起こすことができる。さらに，集中してDNAに電離が起こるためにクラスター損傷という複雑な傷が生成

され，その修復も困難になるため，癌細胞を効率よく致死できる。臨床で用いられる重粒子線のRBEは3程度となり，酸素効果や細胞周期による放射線感受性への影響も少ないとされる。口腔癌では，陽子線同様，悪性黒色腫と腺様嚢胞癌が主な対象となっている。日本では，建設中も含め，2019年1月現在で，7施設の重粒子線治療施設が存在する。

V 治療成績：術後経過

　頸部再発については，郭清領域内の再発か，郭清領域外(反対側頸部を含む)の再発かを明記する。

　後発頸部転移に関しては，原発巣の再発がないことが前提となるが，多発癌を有する場合はどちらの癌から転移したものか判断が困難な場合も生じる可能性がある。この場合，それぞれの癌の臨床的，組織学的特徴，発生時期などを考慮して総合的に判断する。

　予防的(選択的)頸部郭清術を行い，その際には組織学的転移を認めず，後に郭清領域外の頸部に転移をきたした場合には後発頸部転移に含める。

VI 治療評価：手術後咀嚼(嚥下，発声)機能評価

1 言語機能評価法

1) 単音節発語明瞭度検査

　個々の音が日本語のどの音に近く聴取されるかを検査する方法。降矢の方法に準じ，日本語100音節の正答率(%)にて評価。被験者にランダムに配列された日本語音を順次音読させて，それを録音する。後に，患者に直接接触したことのない健常な聴力をもった3名の検者に，その音を再生して聴取させ，聴覚的な印象で日本語のいずれかの音として仮名表記させる。

　　軽度障害　　：71～96%
　　中等度障害：36～70%
　　高度障害　　：0～35%

2) (広瀬の)会話明瞭度検査

　患者の生活の質を推し量るためには，日常生活場面での会話能力について評価する必要があ

る。単音節発語明瞭度検査と同様に会話を録音し，検者が評価を行う．

①よくわかる

②ときどきわからないことがある

③話の内容を知っていればわかる

④ときどきわかる

⑤まったくわからない

2 摂食機能評価法

1) アンケート調査表

山本の咬度表，山下らの評価基準は主観的な咀嚼・嚥下機能を総合的に評価できる．山本の咬度表による評価では，患者が摂食可能と解答した食品が半数以上占める最高の咬度を患者の評点とする（図107，108）．

2) 発色ガム検査

検査用の2種類のガムを咀嚼させ，含有しているフロキシンの発色の程度で総合的な咀嚼機能を評価する方法．患者に50回咀嚼させた検査材料を一定の鋳型を用いて成型し，L*a*b*系のうち赤色の程度を示すクロマティクネス指数a*を色彩色差計CR-200（ミノルタ，大阪）を用いて測定する．

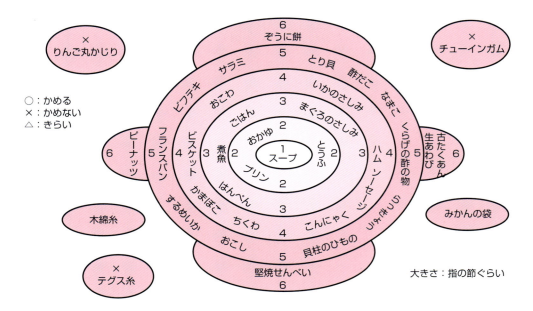

図107　山本の咬度表（山本ら，1972）

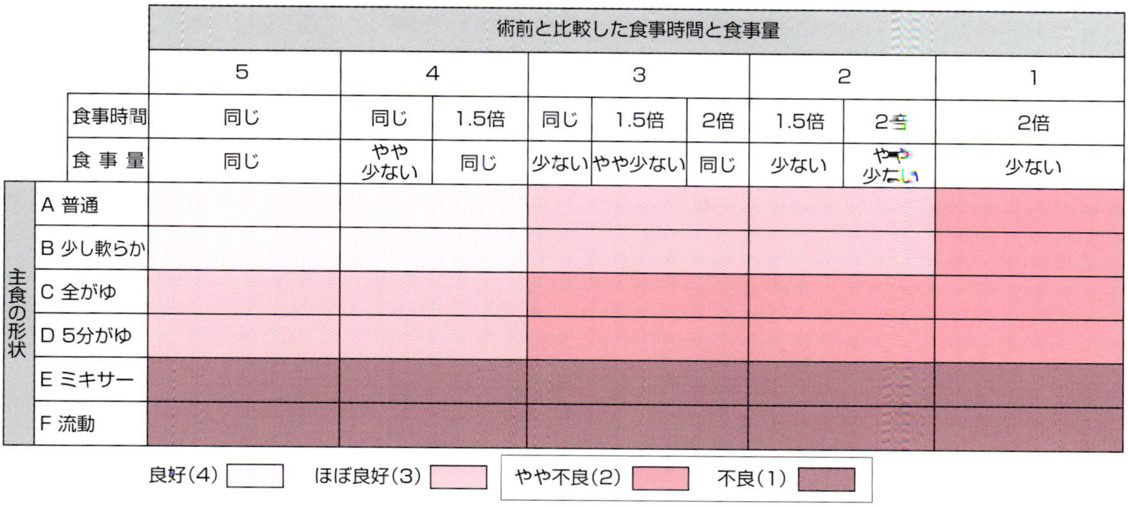

		術前と比較した食事時間と食事量							
		5	4		3			2	1
	食事時間	同じ	同じ	1.5倍	同じ	1.5倍	2倍	1.5倍	2倍	2倍
	食事量	同じ	やや少ない	同じ	少ない	やや少ない	同じ	少ない	やや少ない	少ない
主食の形状	A 普通									
	B 少し軟らか									
	C 全がゆ									
	D 5分がゆ									
	E ミキサー									
	F 流動									

良好(4) □　ほぼ良好(3) □　やや不良(2) □　不良(1) □

図108　摂食機能の評価基準(山下ら，1992)

表6　水飲み検査の検査用紙(道ら，2000)

検査日：　　　年　　月　　日
①水を飲み切るまでの時間*
　　　　秒
②水を飲み切るまでに要した嚥下回数**
　　i，1回　ii，2回　iii，3回　iv，4回　v，5回　vi，飲み切れなかった
③検査時のむせの有無
　　i，むせはなかった　ii，むせた
④エピソード(複数チェック可)
　　i，頭部を(わずかに・中等度に・著しく)(前傾・右傾斜・左傾斜・後傾)して飲んだ。
　　ii，すすりながら飲んだ。
　　iii，口唇を押さえながら飲んだ。
　　iv，口唇から水が(わずかに・中等度に・著しく)漏れた。
　　v，鼻から水が(わずかに・中等度に・著しく)漏れた。
　　vi，口腔内に水が(わずかに・中等度に・著しく)残った。
　　vii，その他

*　嚥下終了時は最後の嚥下で挙上した喉頭が元に戻る時によって判定するが，検査前に患者に全部飲み込んだら挙手などの合図を行うよう指示しておいてもよい。
**　喉頭の挙上した回数で判定する。

3) デンタルプレスケール検査

発色剤と顕色剤を含んだ咬合用シート(富士フイルム，東京)を咬ませて，発色の程度により歯の接触面積，咬合圧を測定する。

4) 水飲み検査(表6)

30 mL の水を嚥下させ，嚥下に要する時間，回数を測定し，同時にむせなどの嚥下時のエピ

ソードを記録する方法。嚥下に要する時間は正常では5秒以内で，時間が長い場合や嚥下回数が多い場合には口腔相や咽頭相の障害が疑われる。

3 QOL評価

European Organization for Research and Treatment of Cancer (EORTC)が作成したQOLの調査票であるQLQ-C30とQLQ-H&N35がある。これは多次元的自己報告QOL測定法で，QLQ-C30は癌患者の全身状態を把握するものであり，QLQ-H&N35は頭頸部癌にさらに特化されたものであり，QLQ-C30を補い頭頸部に特徴的な症状についての質問事項である。

またFACT-H&Nは，身体症状についての7項目，社会的・家族との関係についての7項目，精神的状態についての6項目，活動状況についての7項目，計27項目を有するがん患者全般を対象とした自己記入式QOL調査票"FACT-G"(Functional Assessment Cancer Therapy-General)に，頭頸部がん患者特異的QOLに関する摂食，嚥下，発語，審美性など11項目を追加したものである。

参考資料

I 口腔内の状態

　口腔内の状態は口腔衛生状態の良悪，歯の欠損状態，歯列形態，原病巣と関係ある歯および補綴物の有無，病巣部の抜歯や切開等の外科的処置の既往，運動・感覚障害の有無について記載することが望ましい。

　すなわち，原病巣と関係ある歯および補綴物の有無については未治療のう歯，歯の鋭縁，歯周病の程度，埋伏歯，舌側傾斜や転位，補綴物の種類と適合状態，粘膜へのくい込み等を記載する。また，運動・知覚障害の有無については開口障害の有無と開口量，舌や下顎の運動障害，味覚や知覚障害を記載することが有用である。

II 生検について

　治療を前提とした生検検体の採取に際しては，癌および隣接する非癌粘膜を合わせて楔状に切除するのが一般的な方法である。生検の目的は，癌の診断を確定することはもちろんであるが，組織学的悪性度や浸潤様式，脈管侵襲，リンパ節転移予測などの詳細な情報を得ることにある。

III 手術検体の取扱い

　口腔は口唇，歯列，口蓋，舌，口腔底/口底で囲まれ，口腔粘膜下には顎骨が存在する。T因子の判定には腫瘍の周囲組織への進展の評価が必要であるが，口腔領域は軟組織と硬組織の複合した複雑な構造を有しているため，標本の解剖学的な位置関係を明確に把握することが必須である。切り出しの際は，組織の全体像と併せて割面像の写真を記録として残しておく。硬組織を含む材料については，概要を把握するためにX線画像検査を行うことが望ましい。手術標本を観察する際，これらの肉眼，X線画像所見から得られる情報と対比することでより的確な組織診断情報を得ることができる。歯肉や硬口蓋では粘膜と骨が線維性結合組織で結び付けられており，粘膜原発腫瘍の進展の様相は口腔底／口底や頬粘膜部の深部筋層への進展とは異なる。組織型の評価やT因子の判定など目的に応じて，硬組織と腫瘍部軟組織と分離した標本作製を検討する必要がある。また重要性の増しているゲノム診断のための病理組織検体

に関するガイドライン「ゲノム診療用病理組織検体取扱い規定」が(一社)日本病理学会により策定され公開されているので参照されたい。

1 手術検体の固定方法

手術検体は，充分量(材料の10倍量程度以上)の10%中性緩衝ホルマリンを用いて固定する。生検検体などの粘膜切除のような薄い検体では，採取された組織の変形を防ぐために，採取後ただちに濾紙へ貼り付けた状態もしくは，あらかじめ検体をゴム板などに針で貼り付けてから固定液に浸すようにする。大型の手術検体についても，針でゴム板などに広げて固定する。軟組織は固定後の収縮により検体のオリエンテーションが不明瞭になることがあり，貼り付け操作は有用である。検体のオリエンテーションは切り出し時に重要な情報になるので，病理依頼用紙やゴム板に方向を記載するようにする。骨組織を含む大型検体も，基本的には軟組織と骨が付着した状態で固定を行う。

2 硬組織の取扱い，および脱灰法

硬組織検体は切り出しを行う前に軟X線撮影を行うことを推奨する。これにより病変の大きさ，硬組織の石灰化の状態，骨形成の状態をあらかじめ把握できる。

顎骨を含む硬組織片を作製する際には，包埋後の薄切のしやすさを考慮に入れて，7～10 mmほどの厚さに組織片を切り出すことが推奨される。

脱灰液にはギ酸，プランク・リュクロ(Plank-Rychlo)液の他，K-CX(塩酸を含む)などの市販されているものも含めて種々のものがある。なかでもプランク・リュクロ(Plank-Rychlo)液による低温脱灰は，形態および染色性の保持がよいため推奨される。

免疫染色による検討が必要な検体に関しては，脱灰前にあらかじめ病変の一部をサンプリングして非脱灰標本を作製することが望まれる。免疫染色用に硬組織を含む標本を作製する場合は，EDTAによる脱灰が推奨される。

3 切り出し方法

1) 舌，頬粘膜および口腔底／口底の軟組織検体の切り出し方法(図109～111)

原則的に，近心-遠心方向に対して垂直に切り出すこと(冠状断4～5 mm間隔)が推奨される。表在型の病変に対しては全割して，病巣部すべての標本を作製する。進行型では最も深達度が深い割面を中心に標本を作製する。

口腔上皮性異形成も含めて，肉眼的に病変の拡がりが懸念される場合は(特に前後方向の断端が問題になる場合)，最後のセクションは断端に垂直に切り出して複数のブロックを作製し詳細に検索することが推奨される。

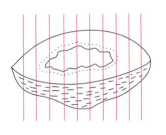 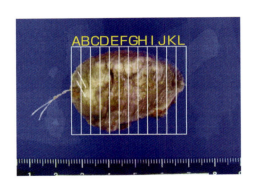

図109　舌癌標本

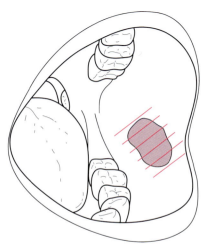

図110　頰粘膜癌

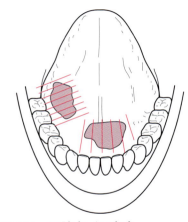

図111　口腔底／口底癌

2）歯肉癌の切り出し方法（図112）

（1）顎骨を含まない軟組織のみの検体の場合

　舌，頰粘膜および口腔底／口底部の軟組織検体に準じた切り出し方法で標本を作製する。

（2）顎骨を含む検体の場合

　歯および顎骨を含む検体は，原発腫瘍の最深部を中心に歯列弓に直交する方向で切り出しを行う。歯列の弧状は強いので，図112のように放射状に割を入れる。

　一方，軟組織と骨をあらかじめ分離して別個に標本を作製する場合は，両者の分離前に写真を撮って位置関係を確認しておき，標本作製後の診断に支障がないようにしておく。

　脱灰と切り出しのタイミングに関しては，ホルマリン固定後の検体をそのまま脱灰するよりは，ボーンカッター等でスライスを作製した後，各々の割面を脱灰する方が脱灰液も早く浸透して，時間を短縮できる。ただし，ボーンカッター等の切りしろが問題になる場合には

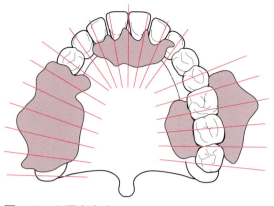

図112 上顎歯肉癌

脱灰後，切り出す場合もある。

Ⅳ 顎骨浸潤，顎骨浸潤様式および下顎管浸潤（MC）について

1 顎骨浸潤（bone invasion：BI）

　口腔癌の顎骨浸潤度は，手術法を選択するうえで重要な因子である。扁平上皮癌の顎骨浸潤度は，X線画像上の顎骨吸収像による顎骨吸収度にほぼ相関する。UICC/TNM分類（第8版）では，当初，上顎骨浸潤によるT分類がAJCCとは異なる規定であったが，2018年5月のUICCの改定で，AJCCのT分類と同じく，顎骨骨皮質を貫通する腫瘍はT4aと規定された。

2 顎骨浸潤様式

　X線画像上，口腔癌特に歯肉癌の骨浸潤様式は，平滑型から虫喰い型まで連続的に分布しているが，従来から用いられている「Swearingen分類」に相当する平滑型 pressure type と虫喰い型 moth-eaten type，さらに，両者の移行型としての中間型 mixed type を加えた3型に分類することができる。

　平滑型：骨吸収縁が明瞭，平滑で骨吸収部に遊離骨片を認めないもの。
　中間型：骨吸収縁がやや不明瞭で不整であるが，骨吸収部に遊離骨片を認めないもの。
　虫喰い型：骨吸収縁が不明瞭，不整で骨吸収部に遊離骨片を認めるもの。パノラマX線写
　　　　　真でも判別可能なこともあるが，CTなどの利用が望まれる。

3 下顎管分類と顎骨浸潤度

　2004年に日本口腔腫瘍学会誌に藤林らが提案した下顎管分類は，『口腔癌取扱い規約第1版』で下顎歯肉癌のT分類に採用された。UICC/AJCCでは採用されていない分類であるが，2016年に日本の多施設共同研究によって，下顎歯肉癌の下顎管浸潤が生存率を悪化させることが示された[6]。口腔癌全体でも下顎管浸潤は生存率に影響を与える因子であった。そのため，本規約では，下顎管浸潤(invasion mandibular canal)する腫瘍をmandibular canal (MC+)と記載し，記録することを推奨する。したがって，口腔癌においては，DOI記載とともに，顎骨浸潤(BI)について下記の所見も記載することを推奨する。

顎骨浸潤(BI)
　　BI-1 あるいは BI(−)　　顎骨浸潤なし，あるいは骨皮質に限局した浸潤
　　BI-2 あるいは BI(+)　　顎骨骨皮質を貫通した骨浸潤で下顎管には達しない骨浸潤
　　BI-3 あるいは MC(+)　　下顎管(mandibular canal [MC])に達する骨浸潤

V　顎骨中心性癌

　上下顎骨内に発生した癌腫の鑑別診断の一つとして，歯原性癌腫がある。上顎骨より下顎骨に多く発生する。腫瘍の発育中心が顎骨内に存在する場合や，口腔粘膜での大きさに比べて腫瘍の顎骨内の広がりが大きい場合は，腫瘍が口腔粘膜に存在し顎骨中心性癌とは定義の上で断定できない場合でも，顎骨内から発生した可能性を考慮して，診断と治療を行う必要がある。そのような場合には，病理組織学的に歯原性上皮由来を示唆する所見に注目して診断する必要がある。

　WHO歯原性腫瘍分類(2017年)では，歯原性癌腫(odontogenic carcinoma)としてエナメル上皮癌(ameloblastic carcinoma)や原発性骨内癌，NOS(primary intraosseous carcinoma, NOS)等が挙げられ，扁平上皮癌主体の顎骨中心性癌は原発性骨内癌，NOSに該当する。X線画像としては，歯肉癌では顎骨外から顎骨内に向かって増殖するため，平皿型(舟底型)の吸収像を呈することが多いが，顎骨中心性癌では顎骨内の吸収が広範で，顎骨破壊は穿下性の吸収像を示すことが多い。確定診断には病理組織像に加えて，画像情報や臨床情報(経過)をふまえた総合的診断が重要である(図113)。

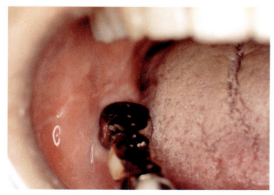
肉眼像

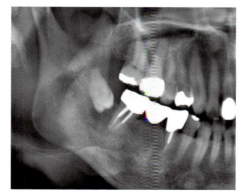
パノラマX線正面像

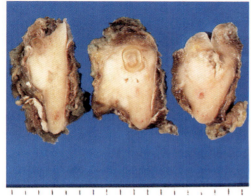
切除材料の割面

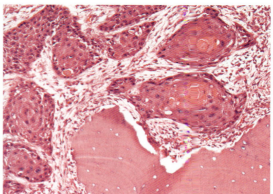
病理組織像

図113　顎骨中心性癌

VI　上皮内癌の免疫組織化学

　口腔粘膜扁平上皮の上皮内癌（口腔上皮性異形成を含む）の診断では，上皮細胞の異常な増殖，成熟，および分化を総合的に考慮する必要があり，その結果，上皮内癌の判定基準を複雑化している。

　上皮内癌では分化や増殖に関わる種々のタンパクの発現が変化していることが報告され，免疫組織化学染色（免疫染色）でそれらの変化を認識することでHE染色による診断の補助とする場合がある。以下に正常と上皮内癌でのサイトケラチン（cytokeratin：CK）13，17，19とKi-67，p53発現の定型的な所見を記載する。鑑別が問題となる反応性の増殖や異型であっても，同様の変化がみられる可能性を念頭に用いる必要がある。

免疫染色はあくまでも診断補助ツールであり，上記を含め，その他の多種の抗体で染色を実施し，精度よく上皮内癌の診断をしている施設も多くあろう．HE 標本と免疫染色標本を上手に組み合わせて，診断精度の高い診断を目指していただきたい．

1 健常な口腔粘膜上皮

HE 標本では上皮層全体で著明な変化はみられず，特に，基底・傍基底細胞の個々の形成，配列等に異常はみられない．

免疫染色の所見（図 114）

1）Ki-67（MIB-1）

傍基底細胞層に散在性に陽性細胞がみられる．

2）p53

傍基底細胞層にまばらに陽性細胞が散見される（p53 の陽性反応は個体でバリエーションがある．そのため，健常な上皮が含まれている場合にはその部位との対比が必要である）．

3）CK13

基底層を除く上皮ほぼ全層に陽性反応がみられる．

4）CK17

通常は健常な重層扁平上皮には陽性反応はみられない．

5）CK19

基底第一層の細胞に陽性反応がみられる（特に口腔底／口底，舌根部では有用である）．

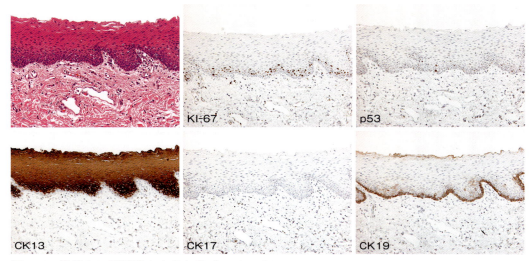

図 114　健常な口腔粘膜上皮の免疫プロファイル

2　上皮内癌

　上皮病変部と周囲粘膜に明らかな境界線(front)が形成され*，上皮に構造異型が出現している。上皮脚は滴状化を呈し，基底・傍基底細胞の配列(細胞の極性，細胞核の腫大，細胞核の大小不同，核小体の明瞭化，異常核分裂の出現等を含む細胞・核異型を認める。

免疫染色の所見(図 115)

1) Ki-67(MIB-1)
- 陽性核が基底(第一)層に移行する。
- 核腫大を示す陽性核が出現する。
- 上皮層内の増殖細胞の増加とともに陽性細胞の多層化がみられる。

2) p53
- 周囲粘膜上皮に比して，強い陽性反応を示す細胞は疎らに出現している。
- 弱い反応を示す細胞が多層化し，陽性細胞の出現パターンに乱れがみられる。

　前述のとおり，p53 の陽性パターンにはバリエーションがみられるため，周囲粘膜上皮との対比が重要である。

3) CK13
病変部に一致して，完全に陽性反応が消失し，周囲粘膜上皮では陽性反応が残存している。

4) CK17
CK13 陽性消失部に一致して，陽性反応が出現する。

5) CK19
基底細胞の陽性反応が消失する。

---

*境界線(front)は HE 染色像のみで観察されるものではなく，免疫染色でも明瞭にみられる。例えば，図 115(上皮内癌)で示すように，周囲粘膜上皮と上皮内癌の境界から CK13 陽性が消失し，その消失域に一致して相反的に CK17 陽性となり明瞭な境界線(front)形成がみられる。

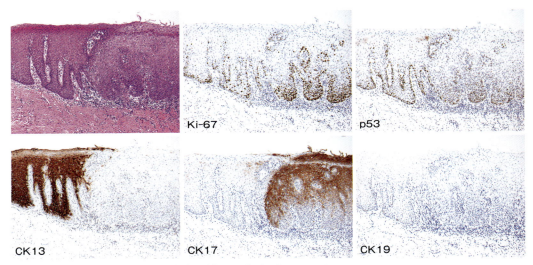

図115 周囲粘膜上皮と上皮内癌の境界の免疫プロファイル

Ⅶ ウイルス関連扁平上皮癌

ヒトパピローマウイルス関連扁平上皮癌
(Human papilloma virus mediated squamous cell carcinoma)

　Human papilloma virus (HPV) 関連扁平上皮癌は，必ずしも乳頭型扁平上皮癌に特異的ではない。一般的な組織形態や類基底細胞型等の組織型の扁平上皮癌にもその感染が認められることが知られている。頭頸部領域ではHPV関連扁平上皮癌の典型像は，中咽頭で最も多く，角化の乏しい高分化型扁平上皮癌であることが知られている。男女比では約3：1で男性に多く，飲酒，喫煙関連の癌で特徴付けられる一般的な扁平上皮癌に比して，やや若い患者層であること，予後が比較的良好であることが報告されている。感染に関与するHPVは多くは16型であり，その他18, 31, 33, 35, 59型等の感染も知られている。感染経路は子宮頸癌と同様にセクシャルビヘービアであると報告されている。口腔領域の歯肉，頬粘膜，舌などでもHPV感染を伴う扁平上皮癌は稀であるが認められる。また慢性移植片対宿主病 (chronic graft versus host disease：cGVHD) 後の口唇や舌背に起こる二次扁平上皮癌でもHPV感染を伴うこともある。

　最も確実な診断方法は，内在性には存在し得ないウイルス由来の分子を確認することである。方法としては，genomic PCRによるウイルスゲノムの検出，RT-PCRによるmRNAの検出，in situ hybridization (ISH) によるmRNA検出がある。その他p16の免疫染色によるISHの代替検索方法も行われている。HPVによる感染等が起こった場合，細胞ではp16が過

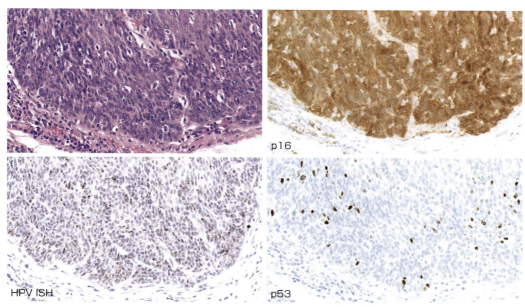

図 116　HPV 関連扁平上皮癌の組織像

剰に蓄積し核と細胞質に高度な陽性像を呈することから，ある程度の確度をもって HPV 感染を診断することが可能である。HPV 感染の有無は予後や治療方針への影響が考えられることから適切な診断がなされることが望まれる。ただし，現状において口腔癌では，HPV 感染の有無や p16 免疫染色のステータスは UICC の TNM ステージ基準には関与しないため，診断においては参考所見に留まる。

Ⅷ 口腔癌における癌関連遺伝子の異常

　分子病理を基盤とする検索は，口腔領域の腫瘍，特に多種の病因と過程により形成されることが知られている口腔扁平上皮癌の診断では重要な足がかりとなる。診断においてまず念頭に置くべきは，予後との関連が明確であり，治療方針決定に関わる重要な因子の解明である。病理形態学的な特徴をよく理解し，効率的に分子病理学的な手法を用いることが診断までの時間的，経済的な観点から望まれる。近年では多くの分子病理解析をホルマリン固定パラフィンサンプルで行うことが可能となり，検索の範囲は広がっている。HPV や EBV 等の感染を起点

とするウイルス関連癌は，ウイルスゲノム由来のmRNAを識別するin situ hybridization（ISH）が有用である。NUT carcinoma（NUTM1 gene）やClear cell carcinoma（EWS gene）などのドライバー変異がある腫瘍では，その診断にfluorescence in situ hybridization（FISH）によるキメラ遺伝子の解析が行われている。その他の口腔扁平上皮癌のゲノムの網羅的な解析からは，比較的変異頻度の高い遺伝子である TP53, CDK2A, PIK3A, HRAS, CASP8 等，上皮基底細胞に関連した遺伝子群である p63, NOTCH1, FBXW7, FAT1, AJUBA 等，クロマチン制御遺伝子である NSD1, MLL2, EZH2 等が報告されている。これまでのところHPV陽性の癌の多くは，最も頻度が高いと報告されている TP53, CDK2A の変異がほぼ見られず，遺伝子変異のパターンが異なることも報告されている[7]。今後これらの変異クラスターによる分離と生物学的な予後との総合的な解析がなされていくものと考えられる。

IX 口腔細胞診について

　近年，口腔がん検診や診察時のスクリーニング検査として，口腔粘膜擦過細胞診を行う機会が増えている。施設により口腔粘膜擦過細胞診の判定やその取扱いに差がみられる。本規約では規約上の記載事項ではないが，参考資料として口腔擦過細胞診の一般的な事項について記載する[8]。今後，細胞像と組織像，臨床での取扱いについてさらなる検討が必要と思われる。

　口腔粘膜擦過細胞診，扁平上皮細胞を対象としたもののみ記載する。

　歯間ブラシ，液状化細胞診（liquid based cytology：LBC）専用ブラシなどで擦過して検体を採取することを推奨する。ただし，易出血性病変などでブラシによる対応が困難な場合は，綿棒などの器具で採取を行うこともある。採取した細胞はスライドガラスに塗抹して速やかに固定する。また，LBC用の保存液ボトル内に撹拌懸濁し，固定する。

　染色は，パパニコロウ染色を行い，唾液腺腫瘍，血液リンパ性腫瘍を疑うときはGiemsa染色（乾燥固定標本を使用），カンジダ感染を疑うときはPAS染色を行うと検鏡が容易になる。

1 細胞診の報告様式

　細胞診の報告様式は，標本の適正評価，異型細胞の有無に関する判定区分，および病変あるいは異常細胞に細胞診断と推定病変を記載する。不適正とした標本はその理由を明記すること。

2 標本の適正評価

検体適正標本の具体的な細胞数は現時点で規定はないが，極端に少数の場合や変性が強い場合は検体不適正として，再検査を行う。

3 判定区分

NILM, OLSIL, OHSIL, SCC, IFN の口腔細胞診新報告様式による判定区分を基本的に用いる。パパニコロウの class 分類は推奨しない*。

陰性・疑陽性・陽性の区分，あるいは Class 分類を使用する場合は，新報告様式による判定区分に併記することが望ましい。

細胞診の判定と組織像の対応表を表7に示す。新報告様式の細胞像を図117〜120に示す。

*子宮頸部細胞診の判定で発達した，パパニコロウの class 分類は，口腔細胞診の判定で使用するには，子宮頸癌の発育過程と異なるため。class 分類は単なる「臨床的判断基準」であるため，標本の適否および推定病変を明示することにより，細胞判定内容を臨床医に正確に伝え，精度管理の向上を図るため。

4 日本臨床細胞学会口腔細胞診ワーキンググループ新報告様式

1) **NILM**(negative for intraepithelial lesion of malignancy)

正常および反応性あるいは上皮内病変や悪性腫瘍性変化がない。

2) **OLSIL****(oral low-grade squamous intraepithelial lesion or low-grade dysplasia)

口腔低異型度上皮内腫瘍性病変あるいは上皮性異形成相当。

3) **OHSIL****(oral high-grade squamous intraepithelial lesion or high-grade dysplasia)

口腔高異型度上皮内腫瘍性病変あるいは上皮性異形成相当。

4) **SCC**(squamous cell carcinoma)

扁平上皮癌。

5) **IFN**(indefinite for neoplasia)

鑑別困難　細胞学的に腫瘍性あるいは非腫瘍性と判断し難い。

**婦人科と区別するため，O を記載している。現在，婦人科細胞診の判定は，class 分類ではなく，検体適正，不適正を含む，NILM, LSIL, HSIL, SCC の判定を用いるベセスダシステムの報告様式を使用している。ただし，LSIL, HSIL は口腔細胞診の判定と意味が異なるため注意を要する。

参考資料

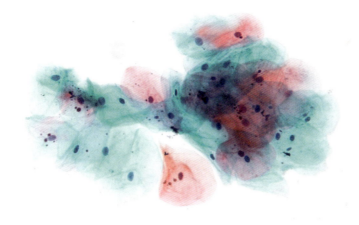

図 117　NILM 細胞像

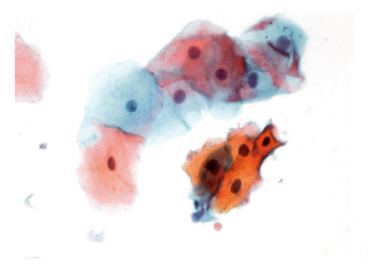

図 118　OLSIL 細胞像

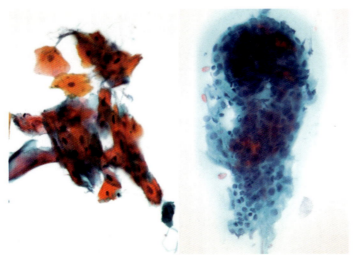

図 119　OHSIL 細胞像

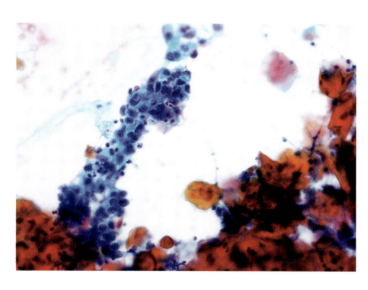

図120　SCC 細胞像

表7　口腔細胞診の判定と組織像の対応表

口腔細胞診の判定と組織像については，おおよその対応表である．なお，対応表はWHO分類(2005)に基づいている．
口腔粘膜扁平上皮細胞の評価のみ使用する．唾液腺については，唾液腺報告様式で対応する．
パパニコロウのClass分類は推奨しない．

3段階分類	新報告様式*	Class分類	組織像(WHO分類2005)
検体	不適正	0	
陰性	NILM(negative for intraepithelial lesion or malignancy)	I	
		II	
疑陽性	OLSIL**(oral low-grade squamous intraepithelial lesion or low-grade dysplasia)	II～III	軽度上皮性異形成 中等度上皮性異形成
	OHSIL**(oral high-grade squamous intraepithelial lesion or high-grade dysplasia)	III～IV	高度上皮性異形成 上皮内癌
陽性	SCC	V	扁平上皮癌
	IFN(indefinite for neoplasia)		

*日本臨床細胞学会口腔細胞診ワーキンググループ
**OLSIL，OHSILのOは婦人科細胞診の判定と混同しないよう記載をしている．

5　推定病変

　細胞診の判定で，OLSILや疑陽性以上であれば，推定病変を付記する．ただし，NILMでも単純ヘルペスウイルス感染，カンジダ症，放線菌症など記載できる場合は付記することが望ましい．

6 判定後の臨床的対応

疑陽性ないしは OLSIL 以上の判定については，口腔外科を専門とする歯科診療所や高度医療機関への紹介が望ましい。NILM についても，細胞診はあくまでも screening のため，肉眼的に腫瘍を疑うのであれば，口腔外科を専門とする歯科診療所や高度医療機関への紹介をする。その後，組織診による確定診断を行う。NILM でも経過観察を行うべき疾患があり，定期的に細胞診を行うこともある。

参考文献

1) Osaka R, Yamamoto N, Nomura T, et al. Evaluation of infiltrative growth pattern in squamous cell carcinoma of the tongue: Comparison with Yamamoto-Kohama classification. J Oral Maxillofac Surg Med Pathol. 2015；27：250-4.
2) Kujan O, Oliver RJ, Khattab A, et al. Evaluation of a new binary system of grading oral epithelial dysplasia for prediction of malignant transformation. Oral Oncol. 2006；42：987-93.
3) Nankivell P, Williams H, Matthews P, et al. The binary oral dysplasia grading system：validity testing and suggested improvement. Oral Surg Oral Med Oral Pahol Oral Rdiol. 2013；115：87-94.
4) Patel SG, Prasad ML, Escrig M, et al. Primary mucosal malignant melanoma of the head and neck. Head Neck. 2002；24：247-57.
5) Hayward NK, Wilmott JS, Waddell N, et al. Whole-genome landscapes of major melanoma subtypes. Nature. 2017；545：175-80.
6) Okura M, Yanamoto S, Umeda M, et al；Japan Oral Oncology Group. Prognostic and staging implications of mandibular canal invasion in lower gingival squamous cell carcinoma. Cancer Med. 2016；5：3378-85.
7) Cancer Genome Atlas Network. Comprehensive genomic characterization of head and neck squamous cell carcinomas. Nature. 2015；517：576-82.
8) 日本臨床細胞学会編．細胞診ガイドライン 5 消化器．「口腔」．金原出版，2015.

付Ⅰ 症例供覧

症例 1　80代・男性　左側頬粘膜扁平上皮癌

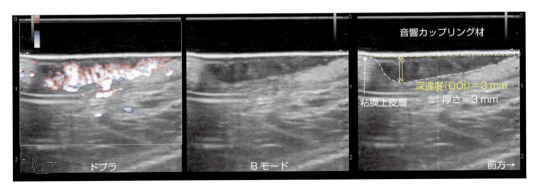

図 121　口腔内超音波横断像
音響カップリング材を併用した口腔内走査では，腫瘍は粘膜上皮層と連続性のある平坦な低エコー域として認められ，厚さ・深達度（DOI）ともに3mm程度である．ドプラでは深部辺縁から腫瘍内部にかけて血流が認められる．

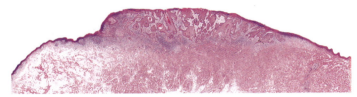

図 122　病理マクロ冠状断像（HE染色）
断面が口腔内超音波像と不一致であるが，低エコー域がほぼ腫瘍領域を反映していることが示唆される．

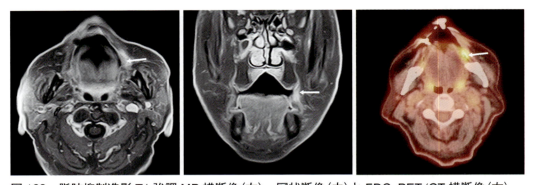

図 123　脂肪抑制造影 T1 強調 MR 横断像（左）・冠状断像（中）と FDG-PET/CT 横断像（右）
腫瘍（矢印）は左側の頬粘膜部に不均一に造影される平坦な病変として認められ，辺縁部がより強く滲むように造影されており，PET/CTではFDGの集積が認められる．

症例 2   50代・男性　左側口腔底／口底扁平上皮癌

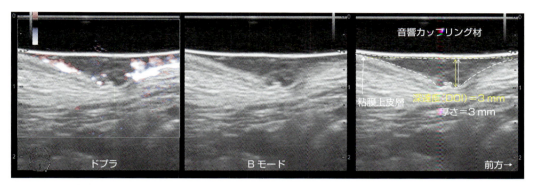

図 124　口腔内超音波横断像
音響カップリング材を併用した口腔内走査では，腫瘍は粘膜上皮層と連続性のある浅いくさび状の低エコー域として認められ，深部辺縁に凹凸を有し厚さ・深達度（DOI）ともに3 mm程度である。ドプラでは深部辺縁から腫瘍内部にかけて血流が認められる。

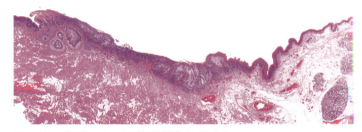

図 125　病理マクロ冠状断像（HE 染色）
断面が口腔内超音波像と不一致であるが，低エコー域がほぼ腫瘍領域を反映していることが示唆される。

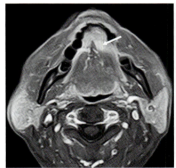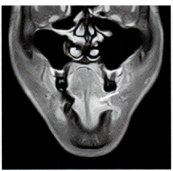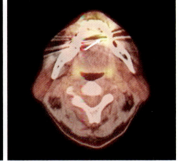

図 126　脂肪抑制造影 T1 強調 MR 横断像（左）・冠状断像（中）と FDG-PET/CT 横断像（右）
腫瘍（矢印）は左側の口腔底／口底部にやや不均一に造影される腫瘤性病変として認められ，PET/CTではFDGの集積が認められる。

症例3　50代・女性　左側舌扁平上皮癌

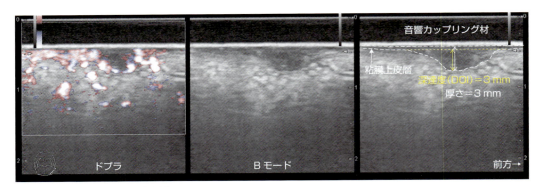

図127　口腔内超音波横断像
音響カップリング材を併用した口腔内走査では，腫瘍は粘膜上皮層と連続性のある浅いくさび状の低エコー域として認められ，厚さ・深達度（DOI）ともに3mm程度である。ドプラでは深部辺縁から腫瘍内部にかけて血流が認められる。

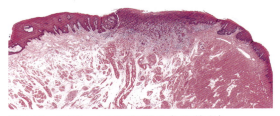

図128　病理マクロ冠状断像（HE染色）
断面が口腔内超音波像と不一致であるが，低エコー域がほぼ腫瘍領域を反映していることが示唆される。

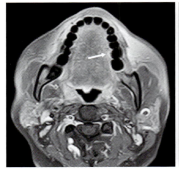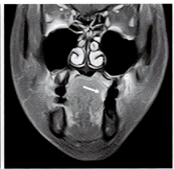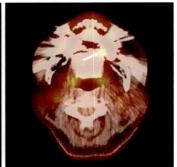

図129　脂肪抑制造影T1強調MR横断像（左）・冠状断像（中）とFDG-PET/CT横断像（右）
腫瘍（矢印）は左側の舌側縁にやや不均一に造影される病変として認められ，辺縁部がより強く滲むように造影されており，PET/CTではFDGの集積が認められる。

症例4　50代・男性　右側舌扁平上皮癌（外向性発育）

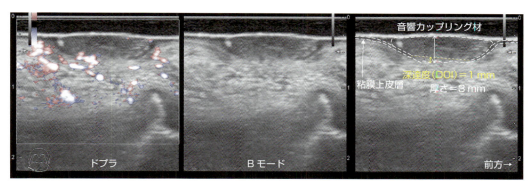

図130　口腔内超音波横断像
音響カップリング材を併用した口腔内走査では，腫瘍は粘膜上皮層と連続性のある有茎性で外向性の低エコー域として認められ，厚さは3 mmあるも深達度（DOI）は1 mm程度である。ドプラでは腫瘍基部に血流が認められるが，顕著ではない。

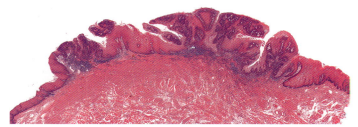

図131　病理マクロ冠状断像（HE染色）
断面が口腔内超音波像と不一致であるが，低エコー域がほぼ腫瘍領域を反映していることが示唆される。

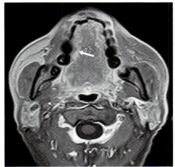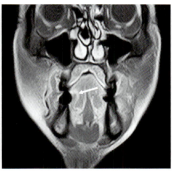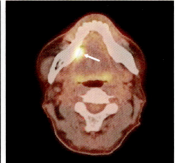

図132　脂肪抑制造影T1強調MR横断像（左）・冠状断像（中）とFDG-PET/CT横断像（右）
腫瘍（矢印）は右側の舌側縁にやや不均一に造影される病変として認められ，辺縁部がより強く滲むように造影されており，PET/CTではFDGの集積が認められる。

症例5 50代・女性　右側舌扁平上皮癌

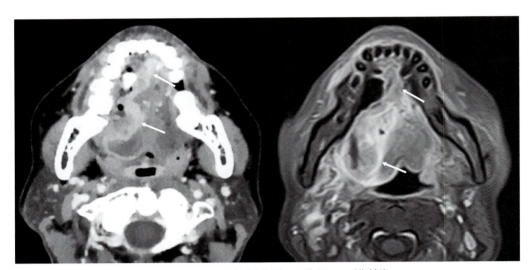

図133　左：造影 CT 横断像，右：脂肪抑制造影 T1 強調 MR 横断像
腫瘍（矢印）は右側の舌側縁を中心として，前方では正中をこえて進展する不均一に造影される凹凸不整な病変として認められ，辺縁部はより強く滲むように造影されている。

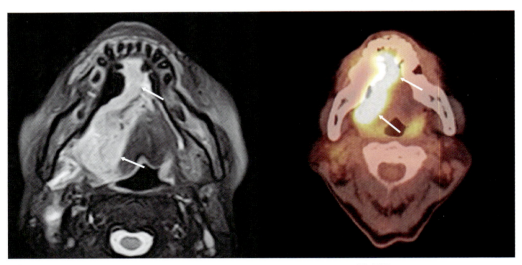

図134　左：脂肪抑制 T2 強調 MR 横断像，右：FDG-PET/CT 横断像
腫瘍（矢印）は T2 強調像では不均一な比較的高信号を呈し，PET/CT では FDG の集積が認められる。

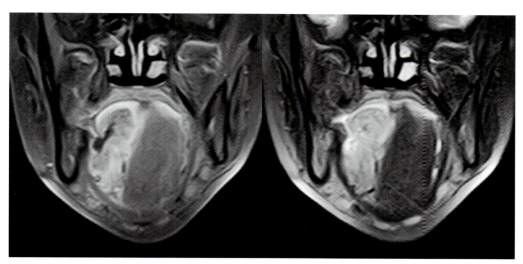

図135　左：脂肪抑制造影 T1 強調 MR 冠状断像，右：脂肪抑制 T2 強調 MR 冠状断像
冠状断像は左右方向や上下（頭尾）方向の進展範囲の把握に有用である．腫瘍は舌中隔に達し下方ではオトガイ舌筋に浸潤しているが，顎舌骨筋や下顎骨への進展は明らかではない．

症例6　70代・男性　右側下歯肉／下顎歯肉扁平上皮癌

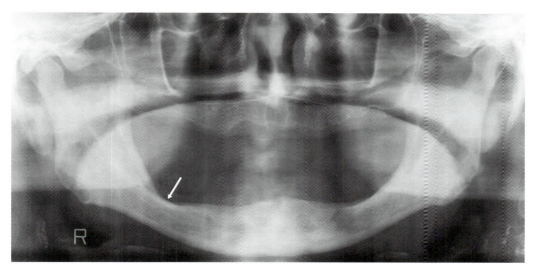

図136　パノラマ X 線画像
下顎右側大臼歯部歯槽骨に辺縁整の浅い皿状の骨吸収が認められる（矢印）．骨吸収の辺縁は境界明瞭で，辺縁の追跡は容易である（平滑型）．

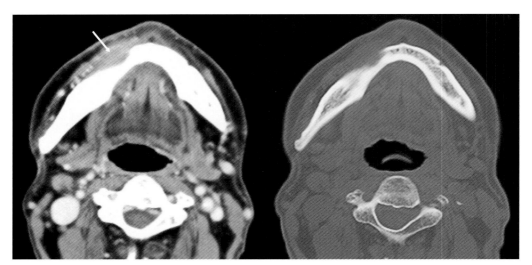

図 137　左：造影 CT 横断像軟組織表示，右：単純 CT 横断像骨表示
骨吸収部の辺縁は整であるが，横断のみでは皮質骨の破壊が否定できない。病変の頰側への軟組織進展が認められる（矢印）。

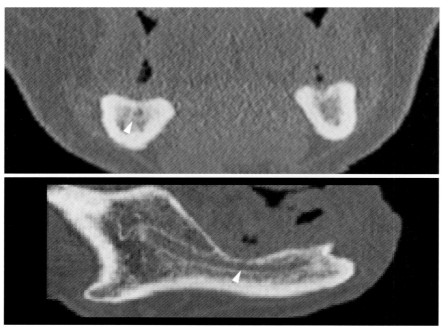

図 138　上：CT 冠状断像骨表示，下：下顎管に沿った CT 矢状断像骨表示
頰舌皮質骨の破壊は認められず，骨吸収は下顎管（矢頭）直上に及んでいるが，下顎管への浸潤は認められない。

症例7　50代・女性　右側下歯肉／下顎歯肉扁平上皮癌

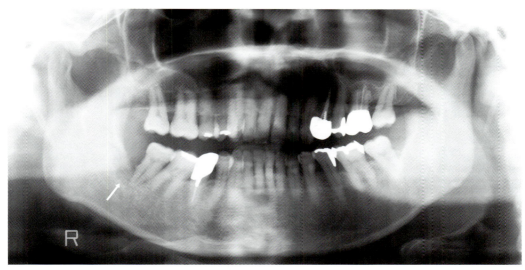

図139　パノラマX線画像
下顎右側第二大臼歯遠心歯槽骨にスリバチ状の骨吸収が認められる（矢印）。骨吸収の辺縁は境界不明瞭なるも辺縁の追跡は可能であり，透過像内に散在した骨片は認められない（中間型）。骨吸収は下顎管には達していないと思われるが，頬舌的な広がりを考慮すると確定的ではない。

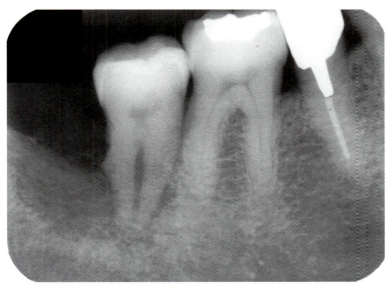

図140　デンタルX線画像
骨吸収の辺縁の状態はパノラマよりも鮮明である。

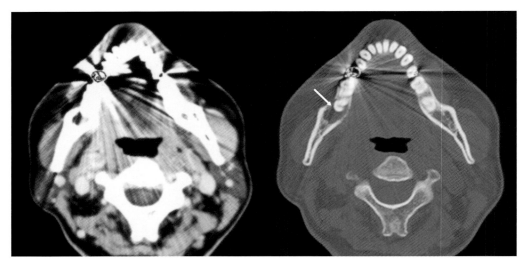

図 141　左：造影 CT 横断像軟組織表示，右：単純 CT 横断像骨表示
骨吸収部の皮質骨は微細に破壊されている（矢印）が，頰舌側への進展は認められない。

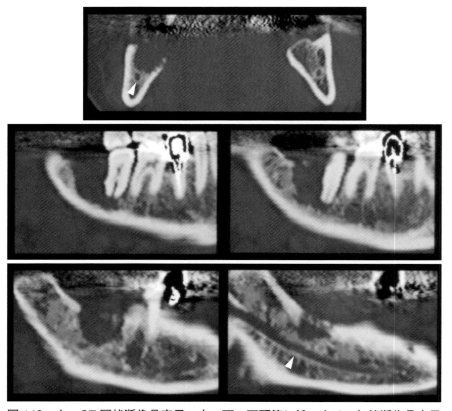

図 142　上：CT 冠状断像骨表示，中・下：下顎管に沿った CT 矢状断像骨表示
骨吸収の範囲と辺縁形態，下顎管との位置関係が明瞭である。骨吸収は下顎管（矢頭）直上に及んでいるが，下顎管の破壊や下顎管のレベルをこえた下方への進展は認められない。骨吸収部の周囲の海綿骨には硬化像が認められる。

症例8　70代・女性　右側下歯肉／下顎歯肉扁平上皮癌

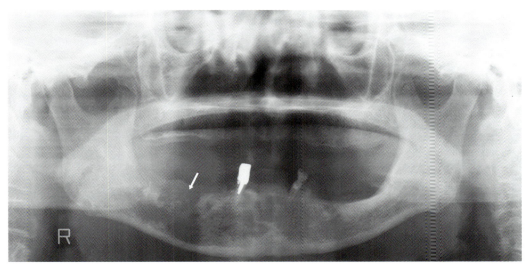

図143　パノラマX線画像
下顎右側臼歯部に歯槽頂から下顎骨下縁に達する境界不明瞭な骨吸収が認められる（矢印）。
骨吸収の辺縁は境界不明瞭で辺縁の追跡は困難であり，透過像内に骨片の散在が認められる（虫食い型）。骨吸収は下顎管に達し，これをこえて下顎骨下縁にまで及んでいる。

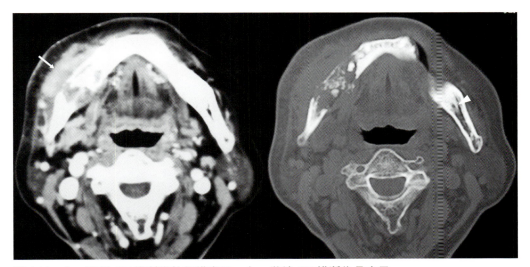

図144　左：造影CT横断像軟組織表示，右：単純CT横断像骨表示
骨吸収部の皮質骨は破壊されており，頬舌側への軟組織進展が認められる（矢印）。破壊され残った骨が病変内に散在している。健側に認められる下顎管（矢頭）が患側で消失しており，下顎管に破壊が及んでいる点に注意。

症例9　60代・女性　左側頬粘膜扁平上皮癌

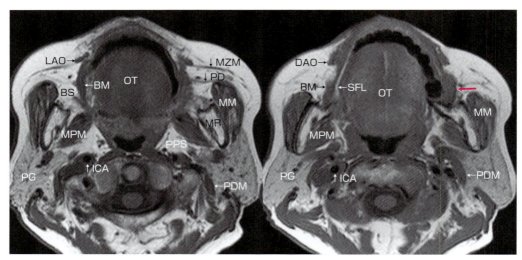

図145　T1強調MR横断像
左側大臼歯相当部の頬粘膜の腫瘍を含む領域（赤矢印）により，健側（右側）で明瞭に認められる粘膜下脂肪層（SFL）が消失している点に注意。

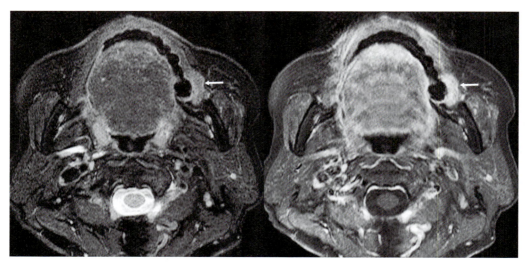

図146　左：脂肪抑制T2強調MR横断像，右：脂肪抑制造影T1強調MR横断像
腫瘍はT2強調像で比較的高信号を呈し，造影後にはやや強く造影される（矢印）。粘膜下脂肪層（SFL）をこえて頬筋に浸潤しているが，頬筋をこえて隣接する頬隙の脂肪組織に進展する傾向は認められない。

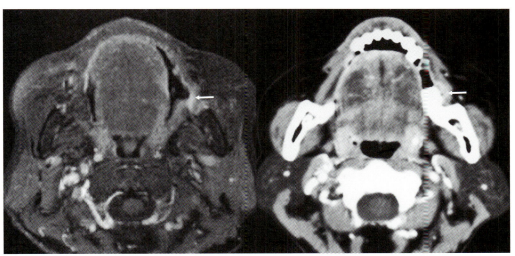

図 147　左：造影ダイナミック MR 横断像（60 秒後），右：造影 CT 横断像
粘膜面に沿った部位が早期に強く造影され，腫瘍の範囲が明瞭化する（矢印）。

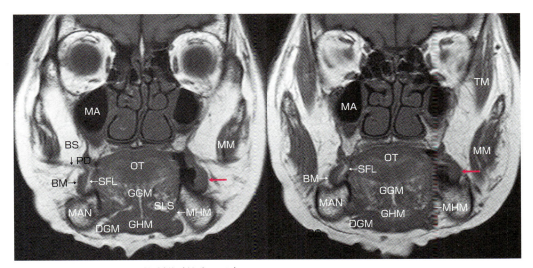

図 148　T1 強調 MR 冠状断像（前方から）
横断像同様，左側頬粘膜の腫瘍（赤矢印）部では粘膜下脂肪層（SFL）が消失している

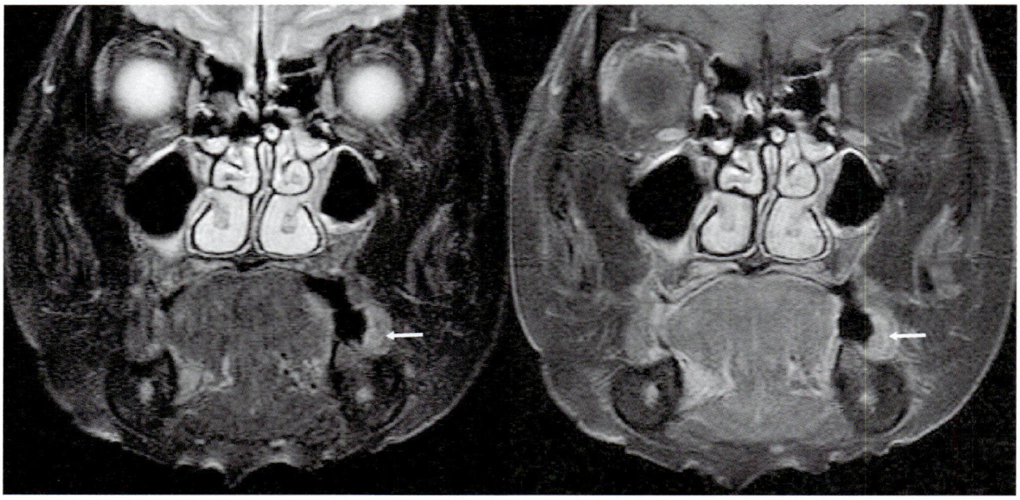

図 149　左：脂肪抑制 T2 強調 MR 冠状断像，右：脂肪抑制造影 T1 強調 MR 冠状断像
腫瘍は T2 強調像で比較的高信号を呈し，造影後にはやや強く造影される（矢印）。

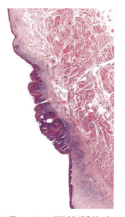

図 150　病理マクロ冠状断像（HE 染色）

症例 10　70代・女性　左側上歯肉／上顎歯肉扁平上皮癌

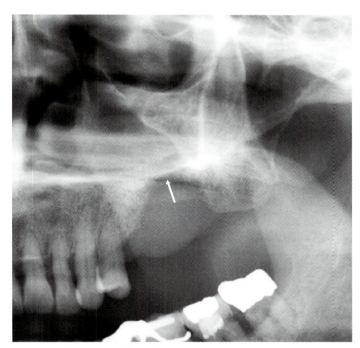

図 151　パノラマ X 線画像
上顎左側大臼歯部歯槽骨に辺縁やや不鮮明な骨吸収が認められる（矢印）。上顎洞進展の有無は不明瞭である。

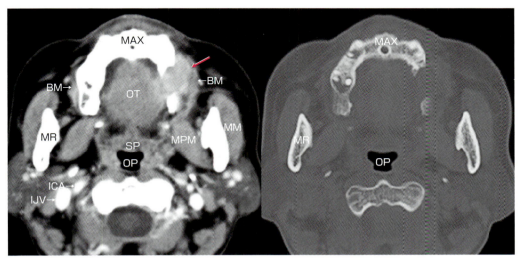

図 152　左：造影 CT 横断像軟組織表示，右：単純 CT 横断像骨表示
上顎左側大臼歯部歯槽骨に骨吸収が認められ，同部に腫瘍（赤矢印）がみられる。腫瘍は筋より強く不均一に造影され，頰舌的に進展している。頰側では頰筋（BM）を圧排しているが，薄いながらも腫瘍との境界の脂肪層は確認できる。

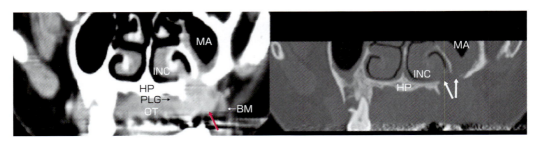

図 153　左：造影冠状断 CT 像軟組織表示・右：冠状断 CT 像骨表示
鼻腔底と上顎洞底の骨壁は吸収され断裂しており（右：白矢印），腫瘍（左：赤矢印）が鼻腔・上顎洞粘膜と連続像を呈している。頬側では頬筋（BM）を圧排しているが，境界の脂肪層が認められる。口蓋側では口蓋腺（PLG）への進展が疑われる。

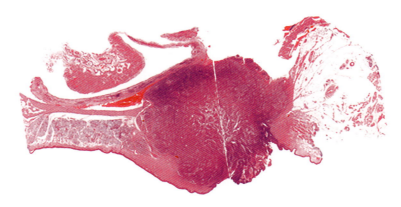

図 154　病理マクロ冠状断像（HE 染色）

症例 11　70代・女性　右側上歯肉／上顎歯肉扁平上皮癌

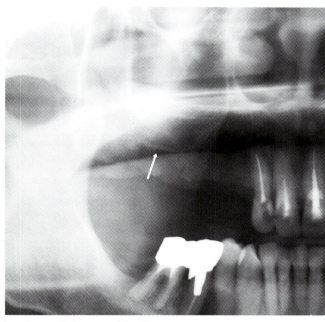

図155　パノラマX線画像
上顎右側大臼歯部歯槽骨に辺縁不鮮明な骨吸収が認められる（矢印）。上顎洞進展の有無は不明瞭である。

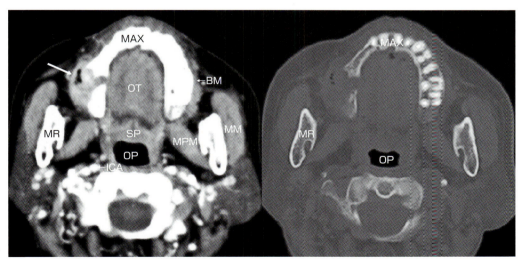

図156　左：造影CT横断像軟組織表示，右：単純CT横断像骨表示
上顎右側大臼歯部歯槽骨に骨吸収が認められ，同部に腫瘍（矢印）がみられる。内部に潰瘍形成に伴う気体濃度の領域がみられる。腫瘍は筋より強く不均一に造影され，頬側に進展しており，頬筋を圧排し同筋との境界の脂肪層は消失している。

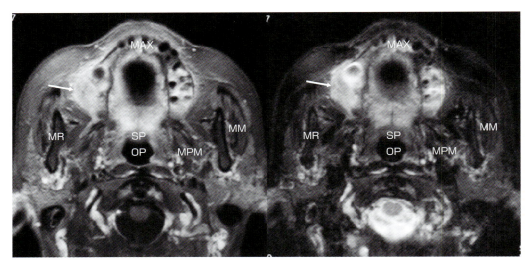

図157　左：脂肪抑制造影T1強調MR横断像・右：脂肪抑制T2強調MR横断像
上顎右側大臼歯部の腫瘍（矢印）はやや不均一に造影され，頰側に突出している。T2強調像では不均一な比較的高信号を呈し，上顎洞底部の高信号域と接している。

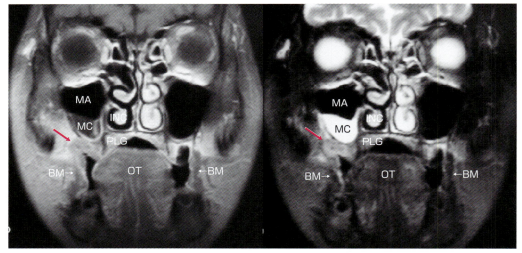

図158　左：脂肪抑制造影T1強調MR冠状断像・右：脂肪抑制T2強調MR冠状断像
上顎洞内にはT2強調像で高信号を呈する粘液貯留嚢胞（MC）が認められ，洞底部に線状に造影される洞粘膜が認められる。腫瘍（赤矢印）は頰側に突出しているが，口蓋側では歯槽突起をこえた口蓋腺（PLG）への進展は認められない。

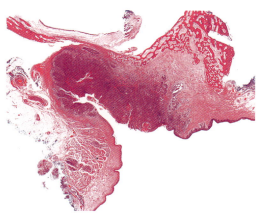
図159　病理マクロ冠状断像（HE染色）

症例12 70代・女性　右側硬口蓋扁平上皮癌

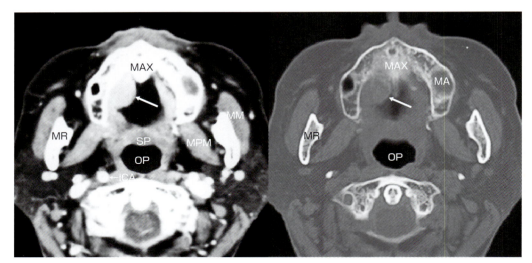

図160　左：造影CT横断像軟組織表示，右：単純CT横断像骨表示
上顎右側歯槽突起内側に腫瘍（矢印）が認められる。腫瘍は筋より強く均一に造影され，口蓋側に膨隆している

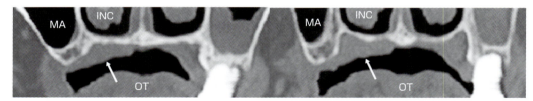

図161　CT冠状断像骨表示
腫瘍（矢印）は比較的平坦な棚状の膨隆を示しており，腫瘍底部の骨壁や歯槽突起には骨吸収像は認められず，鼻腔や上顎洞への進展はみられない。左側の上顎洞には粘液貯留囊胞と，洞壁に沿った洞粘膜の肥厚像と思われる筋より低濃度の軟組織が認められる。

付Ⅱ がん登録について

1 全国がん登録

2013年に施行された「がん登録等の推進に関する法律」に基づき，全国の医療機関はがんと診断された人のデータを都道府県知事に届け出ることが義務化された。2016年1月より「全国がん登録」が開始され，日本でがんと診断されたすべての人のデータを集計・分析・管理することが可能となった。

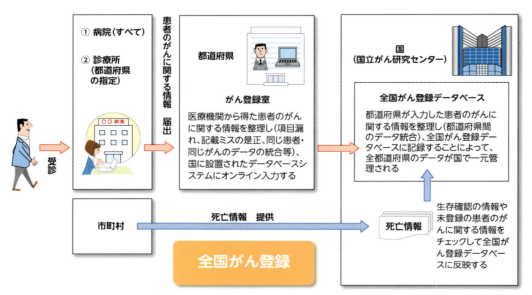

図162　2016年1月からの「全国がん登録」の仕組み
ⓒ 2015 国立研究開発法人国立がん研究センターがん対策情報センター

表8 全国がん登録届出項目一覧

項目番号	項目名	区分
1	病院等の名称	
2	診療録番号	
3	カナ氏名	
4	氏名	
5	性別	1 男　2 女
6	生年月日	
7	診断時住所	
8	側性	1 右側　2 左側　3 両側 7 側性なし 9 不明（原発側不明を含む）
9	原発部位	テキスト又はICD-O-3局在コードによる提出
10	病理診断	テキスト又はICD-O-3形態コードによる提出
11	診断施設	1 自施設診断　2 他施設診断
12	治療施設	1 自施設で初回治療をせず，他施設に紹介又はその後の経過不明 2 自施設で初回治療を開始 3 他施設で初回治療を開始後に，自施設に受診して初回治療を継続 4 他施設で初回治療を終了後に，自施設に受診 8 その他
13	診断根拠	1 原発巣の組織診 2 転移巣の組織診 3 細胞診 4 部位特異的腫瘍マーカー 5 臨床検査　6 臨床診断　9 不明
14	診断日	自施設診断日又は当該腫瘍初診日
15	発見経緯	1 がん検診・健康診断・人間ドックでの発見例 3 他疾患の経過観察中の偶然発見 4 剖検発見　8 その他　9 不明
16	進展度・治療前	400　上皮内 410　限局 420　領域リンパ節転移 430　隣接臓器浸潤 440　遠隔転移 777　該当せず 499　不明

表8のつづき

項目番号	項目名	区分
17	進展度・術後病理学的	400　上皮内 410　限局 420　領域リンパ節転移 430　隣接臓器浸潤 440　遠隔転移 660　手術なし又は術前治療後 777　該当せず 499　不明
18	外科的治療の有無	1　自施設で施行 2　自施設で施行なし 9　施行の有無不明
19	鏡視下治療の有無	1　自施設で施行 2　自施設で施行なし 9　施行の有無不明
20	内視鏡的治療の有無	1　自施設で施行 2　自施設で施行なし 9　施行の有無不明
21	外科的・鏡視下・内視鏡的治療の範囲	1　原発巣切除 4　姑息的な観血的治療 6　観血的治療なし 9　不明
22	放射線療法の有無	1　自施設で施行 2　自施設で施行なし 9　施行の有無不明
23	化学療法の有無	1　自施設で施行 2　自施設で施行なし 9　施行の有無不明
24	内分泌療法の有無	1　自施設で施行 2　自施設で施行なし 9　施行の有無不明
25	その他の治療の有無	1　自施設で施行 2　自施設で施行なし 9　施行の有無不明
26	死亡日	

厚生労働省，国立研究開発法人国立がん研究センター（2017）．全国がん登録届出マニュアル2016 2017年改訂版．pp.16-17．

2 口腔がん登録

2018年1月より公益社団法人日本口腔外科学会認定研修施設ならびに一般社団法人日本口腔腫瘍学会認定研修施設を対象に「口腔がん登録」が開始された。

1）調査の背景

口腔は歯・顎骨・舌・口腔底／口底・頬粘膜など様々な部位を含め，咬合・咀嚼・構音・嚥下等の多くの特殊な機能を有しており，悪性腫瘍の発生により様々な障害が生じる。わが国における口腔癌罹患患者は1975年には2,100人，2005年には6,900人であったといわれ，人口の高齢化に伴い口腔癌の罹患患者数は増加しているといわれているが，正確なデータは存在しない。

口腔がんは希少がんのひとつである。希少がんの治療成績を向上させるためには，疾患の発生頻度，年次推移，地域差，リスクファクター，病態，予後などを正確に把握し，これらの資料を基に多施設による臨床研究・試験を行う必要がある。しかし，全国的な登録と分析は行われていなかった。わが国では2013年に施行された「がん登録推進法」に基づき，2016年より全国がん登録が開始されている。しかし，口腔がんに特化した項目は極めて少ない。

こうした現状を改善するために，口腔がんの発見から治療，機能回復に渡る広い範囲で関わる機会が多い医療施設が参加する日本口腔外科学会および日本口腔腫瘍学会を母体とし，口腔がんに特化した登録事業を行うこととした。

2）調査の目的

①口腔がん登録によりデータを集積し，症例数，治療内容，生存率等の基礎データを計測し，日本における口腔がん医療の評価・発展に役立てる。

②将来の口腔がん研究のための基礎的資料とする。

③全世界的口腔がん情報との比較を可能とする。

3）調査の対象者

2018年1月1日以降に，本調査参加施設（公益社団法人日本口腔外科学会認定研修施設ならびに一般社団法人日本口腔腫瘍学会認定研修施設）を受診し，口腔がんと診断された患者で，以下の選択基準を全て満たし，除外基準のいずれにも該当しない患者。

4）調査の適格性の基準

（1）選択基準

①臨床的ならびに細胞／組織学的に口腔がんと診断された患者。

②対象とする腫瘍の治療歴がない（新鮮例のみ）。ただし，口腔領域に発生した第2がん（異時多発，異時重複がん等）に関しては新鮮例として登録するが，前回の治療歴との関連が判るように努力する。

③自施設にて治療（Best Supportive Care を含む）を行った患者。ただし，悪性黒色腫，肉

腫，転移性がん，血液悪性腫瘍等（以下，非癌腫等と記載する）では，診断のみ行った患者も対象とする。

(2) 除外基準

① 細胞/組織学的に口腔がんと確認されていない患者。
② 診断や検査のみで自施設にて治療（Best Supportive Care を含む）を行っていない患者（患者の重複登録を避けるため，主体的に治療および経過観察を行った施設で登録する）。
③ 本調査に対して参加を拒否した患者。

5) 調査の方法

研究の種類・デザイン

介入を伴わない前向き観察研究

6) 観察項目とスケジュール

(1) 観察項目

a) 患者基本情報

性別，診断時年齢，来院経緯，重複がんの有無および内容。

b) リスク因子（生活習慣）

喫煙，飲酒，アルコールに対する反応性，慢性的な物理的刺激の有無，緑黄色野菜摂取の状況。

c) がんに関する情報

診断日（＊臨床または組織学的に悪性腫瘍と診断した日であり，組織学的診断が確定した日とは限らない。多くは初診日，もしくは画像診断・組織学的診断日。），初発/多発，発生部位，側性，病理組織診断名，進展度（TNM 分類）・病期，治療の有無，治療態度，治療内容（原発巣，頸部，遠隔転移に関して），原発巣の再建の有無およびその内容，pN 分類。

(2) 予後調査

経過観察結果（腫瘍の有無，生存の有無，重複がんの有無）を登録から5年後に最終的な予後を確認する。原発巣の再発の有無および確定日（初回再発のみ），頸部再発の有無および確定日，頸部後発転移の有無および確定日，遠隔転移の部位および確定日，重複がんの有無（部位）および確定日，最終観察日または死亡日とその時の病態（腫瘍の有無，生存の有無，死因）。

口腔がん登録　調査シート
【患者背景・治療内容】

歯科口腔外科診療施設における調査です。症例の重複を避けるため、複数の歯科口腔外科診療施設で
※欠測の項目は、「欠」を記入してください。
※*の項目は、必ずご入力ください。
※入力前の確認事項：貴研修施設における診療内容

貴研修施設で診断と治療を行った	貴研修施設ですべての治療を行った	貴研修施設で治療の一
↓	↓	↓
登録開始	登録開始	※主たる治療を行った歯科口 施設のみが登録して下

1. 登録基本情報

*性別	○ 男　　　　　○ 女
生年月日	2000 年　1 月　1 日
*同意取得日	20　　年　　　月　　　日
*診断時年齢	歳
*診断日	20　　年　　　月　　　日

*重複がん（口腔内への転移巣の原発病変は除く）の有無について選択してください（複数選択可）

□ なし　　□ 異時性重複がん　　□ 同時性重複がん	
異時性重複がん （→異時性重複がんの場合は右欄 に1年以上前に見つかったものの部位 （臓器）をすべて列挙する．口腔領域も 含む．）	
同時性重複がん （→同時性重複がんの場合は右欄 に1年未満に見つかった口腔領域以 外の臓器をすべて列挙する）	

Ver3.0

○○病院

| 症例登録番号
(ACReSSニックネーム) | 20** - **** -0 □ □ □ |

緑黄色野菜についての質問

| *
緑黄色野菜を食べる頻度はどれくらいですか？ | ☐ 毎日
☐ 時々
☐ まれ
☐ 食べない
☐ 不明 |

慢性的刺激の有無についての質問

| *
慢性的な機械刺激の有無 | ☐ なし
☐ 可能性あり
☐ 不明 |

付Ⅱ

記入日 ：　　　　年　　　月　　　日

記入者署名（自署）：

3. 今回診断された口腔領域のがんに関する情報（1/2）
（口腔内、隣接部位）

※欠測の項目は、「欠」を記入してください。
※*の項目は、必ずご入力ください。

*　受診経緯（紹介元）（1つ選択）	○紹介なし ○開業歯科より紹介 ○他院歯科・口腔外科より紹介 ○耳鼻科・頭頸科より紹介 ○その他の医科より紹介				
*　初発 or 多発 or 重複（複数選択可）	□ 初発（単発）		□ 異時性口腔内多発がん		□ 同時性口…
「異時性口腔内多発がん」(1年以上前に診断されたがん)の場合は記入→	1年以上前の治療年(西暦)		年	1年以上前に治療を行った施設名	
*　側性（1つを選択）	○ 右	○ 左		○ 傍正中	○ …
*　第1がん（最大病変）に関する部位および組織型 ※初発（単発）または異時性口腔内多発がんの場合は本項目のみ記載	口腔領域原発部位(1)（1つ選択）	口腔内	○ 舌（可動部）　○ 上顎歯肉 ○ 硬口蓋　　　　○ 上顎骨中心性		
		隣接部位	○ 中咽頭（軟口蓋）　○ 舌下腺		○ …
	病理組織診断(1)（1つ選択）		○ 扁平上皮癌 [口腔癌のTNM UICC 8th edition(2017)] ○ 唾液腺癌（大唾液腺） [唾液腺癌のTNM UICC 8th edition(2017)] ○ 悪性黒色腫 [粘膜メラノーマのTNM UICC 8th edition(2017)]	○ 唾… [口腔癌… ○ 肉腫 ○ 悪性…	

口腔内＝口唇・口腔…
（UICCのLip &…
＋顎骨中…

舌（可動部）、上顎…
口底、頬粘膜、硬口蓋…
下顎骨中心性、…

Ver3.0

〇〇病院

| 症例登録番号
(ACReSSニックネーム) | 20** - **** -0 | | | |

口腔領域

中心性
vity

顎歯肉、
中心性、
唇

隣接部位
=口腔外科領域で扱うがんであって
口腔内ではない臓器および部位
- 舌下腺
- 顎下腺
- 中咽頭（軟口蓋）
- その他
  （耳下腺、その他の中咽頭）

口腔癌のTNM UICC 8th edition（2017）

	N0	N1	N2a,b,c	N3a,b
Tis	0			
T1	I	III	IVA	IVB
T2	II	III	IVA	IVB
T3	III	III	IVA	IVB
T4a	IVA	IVA	IVA	IVB
T4b	IVB	IVB	IVB	IVB

Any M1 is Stage IVC

発がん　　□ 口腔領域の同時性重複がん
　　　　（口腔内＋隣接部位、隣接部位＋隣接部位）

※多発がんは口腔内（Lip & Oral cavity ＋中咽頭中心性）に限ります。
隣接部位のがんは、重複がんとして登録して下さい（例1：右顎下腺がん＋左顎下腺がん。 例2：右舌がん＋左顎下腺がん）。

1年以上前の
治療部位
部位(口腔内)を列挙

・口腔内（口唇・口腔）に発生した扁平上皮癌 ・口腔内に発生した小唾液腺癌	口腔癌のTNM
・大唾液腺の癌 （耳下腺、顎下腺、舌下腺のみ）	唾液腺癌のTNM
・悪性黒色腫	粘膜メラノーマのTNM

両側は、異時性口腔内多発がん・同時性口腔内多発がん・
口腔領域の同時性重複がんの場合のみ）

顎歯肉　　　　　○ 口底　　　　　○ 頬粘膜

顎骨中心性　　　○ 上唇　　　　　○ 下唇

○ その他（耳下腺、その他の中咽頭）
肺や食道等の口腔領域ではない部位のがんは、
[1.基本情報]の重複がんに記入してください

唾液腺癌のTNM UICC 8th edition（2017）

0	Tis	N0	M0
I	T1	N0	M0
II	T2	N0	M0
III	T3	N0	M0
	T1 - T3	N1	M0
IVA	T4a	N0 - N2	M0
	T1 - T3	N2	M0
IVB	Any T	N3	M0
	T4b	Any N	M0
IVC	Any T	Any N	M1

（小唾液腺）
ICC 8th edition（2017）]

○ 歯原性癌　　　○ 未分化癌

○ 転移性癌　　　○ 骨髄腫　　　○ その他

粘膜メラノーマのTNM UICC 8th edition（2017）

III	T3	N0	M0
IVA	T4a	N0	M0
IVA	T3 - T4a	N1	M0
IVB	T4b	Any N	M0
IVC	Any T	Any N	M1

記入日 ：　　　　　年　　　　月　　　　日

記入者署名（自署）：

3. 今回診断された口腔領域のがんに関する情報（2/2）
（口腔内、隣接部位）

第2、第3がんに関する部位および組織型 ※上記問い「初発 or 多発 or 重複」の回答が同時性口腔内多発がん・口腔領域の同時性重複がんの場合は主要な部位を3つまで記載⇒	口腔領域原発部位（2）（1つ選択）	口腔内	○ 舌（可動部） ○ 上
			○ 硬口蓋 ○ 上
		隣接部位	○ 中咽頭（軟口蓋） ○ 舌
	病理組織診断（2）（1つ選択）	○ 扁平上皮癌 [口腔癌のTNM UICC 8th edition(2017)] ○ 唾液腺癌（大唾液腺）[唾液腺癌のTNM UICC 8th edition(2017)] ○ 悪性黒色腫 [粘膜メラノーマのTNM UICC 8th edition(2017)]	
	口腔領域原発部位（3）（1つ選択）	口腔内	○ 舌（可動部） ○ 上
			○ 硬口蓋 ○ 上
		隣接部位	○ 中咽頭（軟口蓋） ○ 舌
	病理組織診断（3）（1つ選択）	○ 扁平上皮癌 [口腔癌のTNM UICC 8th edition(2017)] ○ 唾液腺癌（大唾液腺）[唾液腺癌のTNM UICC 8th edition(2017)] ○ 悪性黒色腫 [粘膜メラノーマのTNM UICC 8th edition(2017)]	
進展度（治療前） ※組織型により該当する判定基準を用いて記載 ※同時性口腔内多発がん・口腔領域の同時性重複がんを選択した場合は最大病変について記載 ※扁平上皮癌、唾液腺癌（小唾液腺）、唾液腺癌（大唾液腺）、悪性黒色腫のみ必須（ただし、口腔領域原発部位(1)が顎骨中心性の場合は除く）	* cT分類	○ X　○ 0　○ is　○ 1　○ 2	
	* cN分類	○ X　○ 0　○ 1　○ 2　○ 2a	
	* cM分類	○ X　○ 0　○ 1	
	* 病期	○ 0　○ I　○ II　○ III　○ I	

Ver3.0

○○病院

| 症例登録番号
(ACReSSニックネーム) | 20** - **** -0 | | |

	○ 下顎歯肉	○ 口底	○ 頬粘膜
心性	○ 下顎骨中心性	○ 上唇	○ 下唇
	○ 顎下腺	○ その他（耳下腺、その他の中咽頭）	

肺や食道等の口腔領域ではない部位のがんは「1.基本情報」の重複がんに記入してください

癌（小唾液腺）

M UICC 8th edition(2017)]

| | ○ 歯原性癌 | ○ 未分化癌 | |
| パ腫 | ○ 転移性癌 | ○ 骨髄腫 | ○ その他 |

	○ 下顎歯肉	○ 口底	○ 頬粘膜
心性	○ 下顎骨中心性	○ 上唇	○ 下唇
	○ 顎下腺	○ その他（耳下腺、その他の中咽頭）	

肺や食道等の口腔領域ではない部位のがんは「1.基本情報」の重複がんに記入してください

癌（小唾液腺）

M UICC 8th edition(2017)]

| | ○ 歯原性癌 | ○ 未分化癌 | |
| パ腫 | ○ 転移性癌 | ○ 骨髄腫 | ○ その他 |

3　○ 4a　○ 4b

2b　○ 2c　○ 3　○ 3a　○ 3b

IVB　○ IVC

記入日　：　　　　年　　　月　　　日

記入者署名（自署）　：

付 II

4. 治療内容

治療内容	○ 他診療科に治療を依頼した（自科では主たる治療を行っていない；		
	○ <u>自科で主たる治療を行った</u>（院内他科との共同を含む；限局性の悪		
↓「自科で主たる治療を行った」を選択した場合、下記に記入をお願いいたします			
*治療態度 （初回治療時） （複数選択可）	□ 根治的　　□ 非根治的(姑息的治療)　　□ 臨床研究・治		
*原発巣 （転移性がん等も含む） 初回治療法（複数選択可）	○ なし	○ <u>あり</u>　選択⇒	□ 手術（S） □ 放射線治療（R）
*再建 （原発巣、転移性がん等　初回手術時）（複数選択可）※原発巣手術と同時に行った症例のみ	○ なし	○ <u>あり</u>　選択⇒	□ 遊離(筋)皮弁　□ 遊 □ 有茎(筋)皮弁　□ 局
*頸部治療 （原発巣初回手術時） （複数選択可）	○ なし	○ <u>あり</u>　選択⇒	□ 手術（S） □ 放射線治療（R）
*pN ※頸部手術した場合のみ （1つ選択）	○ pNX　　○ pN0　　○ pN1　　○ pN2　　○ pN2		
*口腔がんの遠隔転移巣 （複数選択可）	○ なし	○ <u>あり</u>　選択⇒	□ 手術（S） □ 放射線治療（R）

Ver3.0

○○病院

| 症例登録番号
(ACReSSニックネーム) | 20** - **** -0☐☐☐ |

パ腫、骨髄腫、転移性癌など）

腫、骨髄腫、転移性癌など）

☐ その他（緩和医療、BSC等を含む）

☐ 化学療法（C）　　　　　　　☐ その他（BSC含む）
☐ 免疫療法(免疫チェックポイント阻害剤のみ)

支)弁　　☐ 再建プレート　　☐ 遊離自家骨
弁　　　☐ 植皮　　　　　　☐ その他

☐ 化学療法（C）　　　　　　　☐ その他（BSC含む）
☐ 免疫療法(免疫チェックポイント阻害剤のみ)

○ pN2b　　○ pN2c　　○ pN3　　○ pN3a　　○ pN3b

☐ 化学療法（C）　　　　　　　☐ その他（BSC含む）
☐ 免疫療法(免疫チェックポイント阻害剤のみ)

記入日　：　　　　　　年　　　　月　　　　日

記入者署名（自署）：＿＿＿＿＿＿＿＿＿＿＿＿＿＿＿

付Ⅱ

口腔がん登録　調査シート
【転帰確認および死亡の場合】

※*の項目は、必ずご確認ください。

◆ <u>登録から1-5年後あるいは死亡時までの再発や転移等の発生について記</u>
  <u>発生がない場合は、記載は不要です</u>

*原発巣の再発 （初回再発のみ）	○ あり	初回再発確定日を記載⇒20　　　年	
*頸部後発転移 （初回のみ）	○ あり	初回転移確定日を記載⇒20　　　年	
*頸部再発（初回のみ）	○ あり	頸部再発確定日を記載⇒20　　　年	
*遠隔転移（初発のみ）	○ あり 遠隔転移の部位と確定日を記載⇒		部位 （複数選択可）
			遠隔転移(初発)確定
*異時性重複がん （一次治療終了後に発見された初発のみ）	○ あり	部位 （初発の部位（臓器）を全て列挙する）	

◆ <u>死亡時あるいは登録から5年後の転帰確認時のみ記載してください</u>

追跡不能例で転帰確認が出来ない場合、貴施設のある都道府県の全国がん登録の事務局（

*最終確定日の状態	○ 無がん生存	○ 担がん生存	○ 原病死
*最終診察日(最終確認日) または死亡日	20　　年　　　月　　　日		

Ver3.0（2018年11月26日）

〇〇病院

症例登録番号 （ACReSSニックネーム）	20** - **** -0 □ □ □

ください

月	日
月	日
月	日
□ 肺　　□ 肝臓 □ 骨　　□ その他	
20　　年　　月　　日	

付Ⅱ

録室）にその患者の情報提供を請求して予後の確認を行って下さい。

病死　　　○ 不明（追跡不能）

記入日：　　　　年　　　月　　　日

記入者署名（自署）：＿＿＿＿＿＿＿＿＿＿

索 引

和文索引

■ あ 行

悪性黒色腫　96
亜部位　2
異形成　83
遺残　15, 98
異時性癌　7
咽頭後隙　54
遠隔転移　5, 6, 14, 65, 94
嚥下機能評価　29

■ か 行

外向型　3, 11, 67, 68
外部照射　18
解剖学的部位　2
会話明瞭度検査　109
下顎管浸潤　118
下顎管内進展　100
下顎管分類　118
画像解剖　50, 58
顎下隙　54
顎骨吸収度　117
顎骨浸潤　117
顎骨浸潤度　117
顎骨浸潤様式　117
顎骨中心性癌　118
癌関連遺伝子　123
間隙　54
記載推奨グレード　15, 66, 98
機能評価　29
急性有害事象　19
頰隙　54
強度変調放射線治療　107
頰粘膜　34
切り出し方法　115
グレード分類　13, 72
頸動脈隙　54
頸部リンパ節　10
頸部リンパ節分類　40

頸部リンパ節レベル分類　41
隙　54
血管浸潤　58
言語機能評価　29
原発腫瘍　2, 6, 13, 91
口腔上皮性異形成　66, 74, 82
口腔上皮内腫瘍　66
口腔潜在的悪性疾患　7, 107
口腔底　34
口腔内多発癌　7
口腔内の状態　114
口腔粘膜悪性黒色腫　6, 96
口腔粘膜擦過細胞診　124
硬口蓋　2, 35
口唇　35
口底　34
口内法X線画像　42
骨吸収　42
骨吸収様式　56

■ さ 行

細胞診　124
耳下腺隙　54
歯科用コーンビームCT　43
歯肉・歯槽粘膜　34
重粒子線治療　108
手術検体　114
手術方法　8
術後経過　109
照射効果　19
照射線量　18
照射法　18
照射方針　18
小線源治療　19
小唾液腺　35
上皮性腫瘍　73
上皮内癌　85, 119
静脈侵襲　15, 99
神経周囲浸潤　16, 100
浸潤様式　16, 101
深達度　3, 92

図譜　75
生活習慣　7
生検　114
生存期間　27
生存率　25
生存率曲線　28
舌　34
節外浸潤　12, 66, 93, 104
舌下隙　54
摂食機能評価　29
切除断端評価　11
舌リンパ節　40
全身状態　21
センチネルリンパ節　94
増殖性疣贅状白板症　75
相対生存率　25
組織型　12, 69
咀嚼筋隙　54
粗生存率　25

■ た 行

対象症例　24
脱灰法　115
多発癌　7
単音節発語明瞭度検査　109
断端　15, 97
遅発性有害事象　19
中間型　56, 117
超音波ガイド下穿刺吸引細胞診　57
超音波検査　45
重複癌　7
治療計画　20
治療効果判定　17, 22, 106
治療成績　23, 109
治療態度　23
治療評価　19, 109
追跡　24
転移リンパ節　57
デンタルプレスケール検査　111
同時性癌　7

な 行

内向型　3, 11, 67, 68
肉眼所見　11
肉眼分類　3, 11, 67, 68

は 行

発色ガム検査　110
パノラマ X 線画像　42
ヒトパピローマウイルス関連扁平
　　上皮癌　122
評価病変　21
病期　5, 6, 97
表在型　3, 11, 67, 68
病理学的病期　13, 91, 95
病理所見　12
病理組織学的分化度分類　13, 72
比例ハザードモデル　28
平滑型　56, 117
扁平上皮癌　73
傍咽頭隙　54
放射線治療完遂度　18
放射線治療計画　18
放射線療法　18

ま 行

水飲み検査　111
脈管侵襲　15, 98
虫喰い型　56, 117
免疫染色　120, 121
免疫組織化学　119

や 行

薬物療法　19
有害事象　22
ヨード生体染色　107
陽子線治療　108
翼突下顎隙　54

ら 行

リスク臓器　19
領域リンパ節　4, 6, 14, 39, 56, 58,
　　93
領域リンパ節転移　11, 93
臨床的節外浸潤　66

臨床標的体積　18
リンパ管侵襲　15, 99
リンパ節　103
リンパ節転移　11, 93
累積生存率　26
レベル分類　41
ロジスティック解析　28

欧文索引

cENE　66
CIS　85
clinical extranodal extension　66
CT　43, 56
depth of invasion　3
DOI　3, 92
ENE　93
Extranodal extension　93
HPV 関連扁平上皮癌　122
IMRT　107
MRI　42, 56
OED　66, 82
OIN　66
PET　49, 57
pM 分類　93
pN 分類　93
POI　103
pT 分類　91
QOL 評価　29, 112
SMAS　38
Stage　95
Tis 癌　66, 85
US　45, 57
Worst pattern of invasion　103
WPOI　103
YK 分類　16, 101

口腔癌取扱い規約	
2010年 1月27日	第1版発行
2019年 3月31日	第2版第1刷発行
2021年10月20日	第2刷発行

編　者　日本口腔腫瘍学会

発行者　福村　直樹

発行所　金原出版株式会社
〒113-0034 東京都文京区湯島2-31-14
電話　編集(03)3811-7162
　　　営業(03)3811-7184
FAX　　　(03)3813-0288　　　©日本口腔腫瘍学会, 2010, 2019
振替口座　00120-4-151494　　　検印省略
http://www.kanehara-shuppan.co.jp/　　　Printed in Japan

ISBN 978-4-307-45013-3　　　印刷／横山印刷　製本／永瀬製本所

JCOPY ＜出版者著作権管理機構 委託出版物＞
本書の無断複製は著作権法上での例外を除き禁じられています．複製される場合は，そのつど事前に，出版者著作権管理機構(電話 03-5244-5088, FAX 03-5244-5089, e-mail：info@jcopy.or.jp)の許諾を得てください．

小社は捺印または貼付紙をもって定価を変更致しません．
乱丁，落丁のものは小社またはお買い上げ書店にてお取り替え致します．